中老年抗衰老自疗方略

郑世光　编著

江西科学技术出版社

图书在版编目(CIP)数据

中老年抗衰老自疗方略 / 郑世光编著. — 南昌 : 江西科学技术出版社, 2016.4(2017.1 重印)

ISBN 978-7-5390-5601-2

Ⅰ. ①中… Ⅱ. ①郑… Ⅲ. ①中年人-抗衰老-基本知识②老年人-抗衰老-基本知识 Ⅳ. ①R161 ②R339.3

中国版本图书馆 CIP 数据核字(2016)第 081189 号

国际互联网(Internet)地址:
http://www.jxkjcbs.com
选题序号:**KX**2016013
图书代码:**B**16027-102
责任编辑:张旭

中老年抗衰老自疗方略 郑世光 编著

出版发行	江西科学技术出版社
社址	南昌市蓼洲街 2 号附 1 号 邮编:330009 电话:(0791)86623491 86639342(传真)
印刷	江西千叶彩印有限公司
经销	各地新华书店
开本	787mm×1092mm 1/16
字数	160 千字
印张	14.25
版次	2016 年 4 月第 1 版 2017 年 1 月第 2 次印刷
书号	ISBN 978-7-5390-5601-2
定价	28.00 元

赣版权登字-03-2016-121

内容提要

本书共分五篇。

A 篇为抗衰老药物精选,包括 17 类共 20 余种抗衰老药物,并就每一种作专题介绍。这些药物都经过多年理论研究和临床实践,具有功能卓著、疗效确切、安全度高、方便实用的特点。

B 篇为优秀药物选列,包括 16 类共 110 种优良的和有代表性的药物。这些药物均疗效好、应用普遍、安全性可控,便于中老年人选用。

C 篇为常见疾病自疗方略,包括高血压、高血脂、糖尿病、呼吸病、消化病、阿尔茨海默病、帕金森病、抑郁症、骨质疏松及补钙、酸碱平衡、微循环障碍等 10 余系列疾病的自疗策略。每种疾病都从具体问题切入,讲清原理,指引路径,直观实用。

D 篇为抗老益生知识方法,包括有益健康的医药箴言、保健强身的科学方法、雾霾与氧气、血糖指数应用、发酵食物的安全、运动方式等,并就老年人合理用药问题作了重点介绍。

E 篇为抗衰老新奇特食药求真,以国家食品药品监督管理总局(CFDA)公布的信息为依据,对胡萝卜素、纳豆、盐藻、褪黑素、玛卡、全松茶、一氧化氮、酵素、肉毒碱、苦瓜肽等食品、药品进行科学求真和深入揭示。以具体事例作载体,寓科学精义于其中,讲解知识,生动有趣。

前　言

2014年冬，我翻阅着自己的医药文稿，那是退休后数年来与中老年朋友就疾病治疗和保健问题的交流中沉淀下来的文字。在这一年里，我周围的朋友中，又有人因病而去。我忽有感触，若将这些文稿整理成册，奉献给广大朋友们，那该是一件愉快而有意义的事。

这种想法的实际背景是，中老年人就医药保健和疾病自疗（或院外配合）问题，需要科学的指引，同时需要善良的关怀。

科学指引的线索，源于与中老年人健康相关的各种具体问题，例如——

问：抗衰老药物应具有怎样的药理作用？

答：应具有抗氧化，清除自由基，抑制脂褐素形成，改善微循环，优化平衡，提高免疫功能，抵抗细胞突变等作用。（本书介绍抗衰老药物20余种）

问：黄连素有何新的作用？

答：有降压、降脂、降糖的作用，被称赞为新一代"三高"克星。

问：老年性痴呆症能够药物治疗吗？

答：可用胆碱酯酶抑制剂治疗。

问：南瓜为什么不能降血糖？

答：南瓜的血糖生成指数（GI）75，是高指数食物。

问：胡萝卜素能预防肺癌吗？

答：正好相反。世界卫生组织（WHO）已警告说它能增加肺癌的风险。

问:运动中血压(收缩压)升高到190毫米汞柱有害吗?

答:无害,这在非静息血压正常值范围内。

问:用碳13呼气法检查幽门螺杆菌安全吗?

答:安全,碳13无放射性。

问:怎样自行比较干饭和稀饭哪个升血糖更高?

答:两天早上分别用等量大米煮成干饭和稀饭,分别吃下后测量餐后血糖值。

问:深呼吸过度换气为什么头晕?

答:这是呼吸性碱中毒的表现。

问:补钙问题为什么复杂?

答:补钙涉及钙剂、维D、破骨作用等问题。其中,钙剂又涉及品种,维D又涉及激活,破骨作用又涉及抑制,等等。

善良关怀的感悟,主要源于我自己的切身经历和体会。例如——

60年前的孩提时代。我踩着手扶式高跷在楼梯上追逐打闹,一失足造成脚背跪状骨折,剧痛难忍。遂求诊骨科大师杜自明。善良的老人轻抚伤处,和蔼可亲地逗乐着。猛然间发力施术,骨折顿时复位,疼痛减少大半。过了一段时间,我因运动用力过猛,损坏了膝关节软骨。我含着痛苦的眼泪又去找杜大师。他和善地告诉我这伤主要靠调养,还谆谆教我使用按摩并禁用拉伸等等。这两次大的伤痛都是杜爷爷救了我。不久后,他去了北京中国中医研究院作骨科主任。他慈祥的面容和仁医神术的救治过程,永远留在了我的心中。

接着,我因在冬天赤膊玩冷水,患了重感冒合并严重偏头痛。畏光亮,头痛如裂,高烧不止。先被误诊为血热入脑,使用清热凉血重剂紫雪丹(含犀角、羚羊角)。虽退烧,但主症不减,月余病危。便改请国医大师蒲辅周。慈善老人行罢望闻问切,叹曰:已现鼻翼扇动(缺氧)以及无涕无汗无尿,风邪入里,阴阳俱耗。遂处方银翘散合并熄风镇痉之天麻、钩藤,加姜葱扶阳救逆。又令煎热汤频频灌服,若得汗涕则有救矣。一日许，果得汗涕，诸症俱减，转危为安。真可谓药投方妙不可言。善良的、医术高明的蒲大师成了我的救命恩人，后来他去了中南海作周恩来总理的保健医生。。

十多年后，我因劳累、熬夜、工作紧张，发生胃出血病危，大大加重了原有的胃病。后延请华西医科大学张健孚教授诊治。他和善地同我交流，听我主诉，并耐心回答我提出的各种问题，包括一些古怪的问题。他亲自为我作钡餐放射检查，历时数十分钟。张教授手书的放射检查报告令人感动。从胃底、胃体、胃窦到幽门、十二指肠和小肠，所有部位的黏膜形态及其结构，都描绘得真切而且准确。而就其病变的性质和程度的判断，与症状、主观感觉和其他检查高度吻合。后有上海的同行专家对这份报告也赞不绝口。

岁月流走，但大师们的形象并未逝去。他们心地善良，医术精湛，医德高尚。他们关心病人，奉献大众的崇高精神，值得学习，值得敬仰。

本书还通过实际例子，介绍了访问国家食品药品监督管理总局（CFDA）网站的方法。针对某种药品或保健食品进行查询，该物品是否有批文，批准的文号是什么，功能是什么，功效成分是什么？等等。这样可帮助大家识别真伪，分辨优劣，消除市场上混乱信息带来的困惑。

愿以本书抛砖引玉，与中老年病友、医友和学友学习交流，集思广益，同为众生祛病延年做奉献。（电话 13902480583）

郑世光
2015 年 3 月

目 录

A篇　抗衰老药物精选

白蛇为救许仙从昆仑山盗来灵芝仙草的美丽神话，喻示草木中存在抗衰救逆、延年益寿的珍品。我们从中选出人参、淫羊藿、虫草菌、红景天等，组成抗衰老药物的一个系列。而抗衰老药物的另一个系列则是维生素、矿物质、微量元素和化学制剂，其中人们最熟悉的就是维生素。

A 01. 具四大功能的抗衰老药——维生素 A

维生素 A 是人体必需的最重要的维生素之一。自 1920 年问世以来,经不断研究和临床应用,人们对其促生长、治眼病、保皮肤、防肿瘤的四大功能业已稔熟于心。维生素 A 之所以具有如此强大的功效,其核心的作用机制在于能够对各部位上皮细胞的有效营养支持和有力的平衡调控。

维生素 A 维护皮肤、角膜、结膜等上皮组织的正常功能和完整结构,还参与视紫红质的合成,增强视网膜感光能力。可以用于治疗眼干燥症、角膜软化症和夜盲症,并提高眼对视环境的适应性。维生素 A 能增进皮肤营养,改善皮肤的粗糙和干燥,维护皮肤的致密光滑,延缓皮肤的衰老。维生素 A 能维护机体免疫机制,提高免疫能力。对食道及相关上皮细胞的肿瘤有预防作用。在从幼年到老年的各个生理时段,维生素 A 都表现出维护生命质量、推迟细胞老化的特殊能力。

维生素 A 直接来源于肉、蛋、奶等动物性食品,并间接来源于动植物中的胡萝卜素。从当前民众食物结构来看,少有维生素 A 严重缺乏者。而且维生素 A 具脂溶性,可在体内储存,无须另行强化补充。除非有明确的病理指征,一般保健预防,每日用量宜在 3000 单位以下。

过量服用维生素 A 很不安全,可引起严重后果。有人在一次吃下 500 克鱼肝后丧命,就是因鱼肝中高浓度的维生素 A 引起的急性中毒。有美国病案报导,一健康中年人近期查体意外发现肝功能异常,医生患者均感困惑,经穿刺活检见肝组织中流动并积蓄着蓝色的油状液体,原来是服用超量维生素 A 半年余造成的慢性中毒表现。

而服用的目的本是为了使皮肤光洁。

维生素A用于治疗的剂量，每日1～2.5万单位，最高不超过5万单位。病情改善后应逐渐减量直至停药。并注意改良饮食结构，尤其长期素食者，需适当补充动物性食品和油脂，避免维生素A缺乏或利用不佳。过去寺庙中的僧人，常有眼睛干涩和傍晚视物不清（俗称鸡蒙眼）。这就是长期素食所致维生素A缺乏引起的眼干燥症和夜盲症。

现实中还常常会遇到一个问题：如果发现了相关症状，但又无法判断是否因维生素A缺乏所引起，怎么办？这时可采用一种名为“诊断性治疗”的方法，以中小剂量试验一段时间，再行判断。例如发现眼睛干涩，视力下降，傍晚视物不清；或皮肤干燥，鳞屑粗糙；或相关抗原检测指标偏高，即可服用维生素A每日3000～5000单位，试用2～3个月。根据实际效果，就能判断维生素A应用的合理性。这种诊断性治疗的方法，不限于维生素A，还具有普遍实用的意义。

维生素A主要剂型为胶丸制剂，有0.5万单位和2.5万单位两种规格。另有多种规格的维生素A和维生素D的混合型胶丸，如鱼肝油丸，则以是否同时需要补充维生素D来做取舍。

A 02. 让细胞变得年轻——维生素C

维生素C是一种强力的自由基清除剂，能有效去除人体多种活性氧垃圾，从而延缓细胞的衰老。它参与氨基酸代谢、神经递质合成和胶原蛋白合成，并能阻止致癌物质亚硝胺的生成，好似原生态的保鲜作用。利用维生素C特有的强大的还原能力，可有效阻止氧化和老化的进程，维护机体细胞免遭自由基攻击，让细胞变得年轻。

本品可用于治疗坏血病、急慢性传染病、慢性肝脏损害和过敏性疾病，并能促进病后恢复和伤口愈合。还可用于治疗口腔溃疡，研粉撒布于口腔溃疡面上，数次可愈。

维生素 C 富含于新鲜蔬菜水果之中，中老年人宜保持充足的摄入，可预防多种慢性疾病，有效地延缓衰老。如果蔬菜水果摄入较少，就需另行补充维生素 C，剂量不能过大，每日 100 毫克即可。不然可能损伤胃肠黏膜，可能形成深静脉血栓和泌尿系统结石。所以维生素 C 现在的说明书，其每日用量大多已从原先的 300 毫克修改成了 100 毫克。

A 03. 抗衰老药的旗手——维生素 E

维生素 E 早期用于习惯性流产和不育症，故名生育酚。二十世纪六十年代，新的研究发现它还具有很强的抗氧化作用，能够清除以脂类自由基为代表的多种自由基，减少脑组织等细胞中脂褐素的形成，并能推迟免疫系统的衰退过程。所以在众多抗氧化剂中真正能应用于人体抗衰老者，为数并不多，而维生素 E 算得上最重要和最具开创性的药物，并自然成为抗衰老药的旗手。

维生素 E 可与饮食中的硒元素结合，防止自由基损害细胞内的多不饱和脂肪酸。改善高脂血症和脑动脉硬化，克服神经系统的紊乱和更年期综合征，还能延缓皮肤的老化，预防老年色斑和白内障。维生素 E 参与多种酶活动，促进血红素合成。维生素 E 能增加垂体促性腺激素分泌，促进精子活力和卵泡生长发育。维持骨骼肌、心肌和平滑肌功能，减少组织耗氧量，增强抗缺氧能力。维持毛细血管的正常通透性，增加血流量，并能修复血管内壁的细微损伤，改善脂质代谢，抑制血小板聚集，防止血栓形成。

维生素 E 主要存在于麦胚油和豆类中。如果需要另行补充，每日剂量控制在100毫克以内。须知过量服用危害不小，会引起头痛眩晕，视力模糊，诱发血栓性静脉炎和脑出血等。另有报道，一日量在300毫克以上长期服用，会导致糖尿病和冠心病加重，还导致了乳癌的发生。何况现在市面的维生素E保健制剂，其单位剂量为200毫克或400毫克者比比皆是，怎能不警惕作为旗手的维生素E因剂量过大而走向抗衰老的反面。

A 04. 自由基的清道夫——酵母硒

酵母硒是以酵母为载体将硒元素合成于其中，也就是硒的有机合成物，亦称富硒酵母。另有一种亚硒酸钠片，则是硒的无机化合物。当然有机硒优于无机硒，便于吸收，副作用少。新近又研发出一种麦芽硒，即富硒麦芽，名叫硒维康，是以麦芽为载体的硒的有机合成物。其效果和酵母硒差不多。无论哪一种，需要利用的都是其中的硒元素。

硒元素是谷胱甘肽过氧化物酶的重要组成部分，该酶能够清除体内自由基和过氧化脂质。在正常情况下，人体内有一套完备的清理系统，谷胱甘肽过氧化物酶在其中起着重要作用。但随着年龄增长，此系统功能逐渐衰退。这时如果适当补充硒元素，每日仅需0.1毫克就能明显增强该酶的作用，也就增强了清除自由基和过氧化脂质的能力。同时硒元素还能刺激免疫球蛋白和抗体的产生，增强了机体的免疫力，有效地延缓衰老。

临床上，硒还用于克山病、大骨节病、心肌炎、肺炎、冠心病、肿瘤、萎缩性胃炎、老年性白内障等疾病的防治。

A 05. 脂褐素克星——SOD

SOD 是超氧化物歧化酶(Superoxide Dismutase)的简称,它是一种很重要的抗氧化金属酶,可以催化超氧化物通过歧化反应转化为氧气和过氧化氢从而顺利被人体清除。这是体内清除氧自由基的一种极为重要的方式,由此实现防止疾病和延缓衰老的作用,

在日化护肤品中添加 SOD(如大宝牌 SOD 蜜),可有助于抗皱,防止色素沉着,延缓皮肤衰老,这样的功效源于 SOD 对脂质过氧化的防止及对脂褐素生成的抑制。SOD 还可以作为一种食品添加剂,有利于养生益寿。SOD 还有一个特点就是它能清除伴随炎症反应而产生的自由基,具有良好的消炎作用,能有效治疗风湿性关节炎和骨关节炎。此外,作为药品,SOD 制剂可用于治疗视网膜损伤、白内障、心肌缺血、皮炎等疾病,还可用于治疗自身免疫性疾病,如红斑狼疮等,它还能消除老年斑,预防癌症等。

SOD 的制剂原来只有注射剂和外用霜剂,新近有了口服剂,每日用 1 粒,使用方便。但由于制造有效的 SOD 口服剂十分困难,产量极少,所以价格昂贵。如某种 SOD 胶囊,每粒含量 300 毫克,一瓶 20 粒,一盒 18 瓶,必须整盒购买,价格高达 32800 元,平均一粒 91 元。待到规模化生产时,可望价格大幅度下降。

A 06. 更新细胞增免疫——葡萄糖酸锌

葡萄糖酸锌是锌元素的有机酸盐制剂,比较无机酸盐制剂如硫酸锌,它口服方便,且对肠胃的刺激较小。

锌与铜共同组成抗氧化酶SOD的活性中心。如果缺乏锌和铜，将使SOD的合成发生困难，失去对活性氧攻击的防御能力，会导致疾病发生并加速衰老的进程。也就是说人体不能缺少锌和铜。鉴于世界人口卫生普查的结果表明，东方人群普遍都不缺少铜，那么就必须警觉锌的缺乏。可每日服用葡萄糖酸锌1粒，相当于10毫克锌。

锌能够提高DNA复制能力，促使细胞更新。激活胸腺激素，使T细胞抗体数量增加，维持垂体和胰腺的正常功能，对糖尿病患者至关重要。

葡萄糖酸锌有片剂和胶囊剂，主要用于增强免疫功能，延缓衰老，中老年人可适时进行补充。本品作为非胰岛素依赖性糖尿病的辅助治疗，也有积极的意义。

A 07. 活跃代谢强心肌——辅酶Q_{10}

辅酶Q_{10}因为能够激活细胞的强力代谢而成为重要的抗氧化剂和免疫增强剂。还是一种较好的细胞营养剂和保护剂，能维持心肌的能量，在心肌发生缺血时能防止其收缩力减弱。长期的临床应用表明，本品用于心力衰竭、冠心病和高血压的辅助治疗有肯定的效果。本品有助于恢复肌肤的弹性。可减少他汀类等降血脂药引起的肌痛和肝损伤的不良反应。本品用于帕金森病和老年性痴呆症等与线粒体功能障碍相关的退行性病变，亦有良好效果。

中老年人若出现心气无力、肢体水肿以及心率缓慢等症状，可用辅酶Q_{10}作保健调养。此外，辅酶Q_{10}还用于脑血管障碍、颈部外伤后遗症、肿瘤和肝炎的辅助治疗。口服每日30～60毫克，或加大剂量至100～200毫克，可提高疗效，而且安全。

A 08. 降脂益智的海洋之宝——EPA 和 DHA

EPA 是二十碳五烯酸（Eicosapentaenoic Acid）的简称，这是一种不饱和脂肪酸。在体内可转化成被誉为“血管清道夫”的高密度脂蛋白胆固醇，具有调节血脂和抗血栓形成的作用，对预防和治疗脑卒中、高血压、高血脂、手脚麻木和心悸等疾病都有良好的效果。

DHA 是二十二碳六烯酸（Docosahexaenoic Acid）的简称，也是一种不饱和脂肪酸，属于人体必需脂肪酸之一。缺乏时可出现发育迟缓、智力障碍、皮肤鳞屑和不育等症状。DHA 最突出的作用就是增强大脑能力，改善智力和记忆，被誉为“脑黄金”。它有助于恢复老年人已退化的神经功能，对老年性痴呆症的防治有一定的效果。

EPA 和 DHA 对维护人体健康很有益处，但是人体自身不能合成，而且常用的动植物油脂（如猪油、玉米油等）中亦显缺乏。它们主要存在于海洋鱼类尤其是鱼油之中，如沙丁鱼的鱼油含 EPA 较多，金枪鱼的鱼油含 DHA 较多。近三十年来，以海产鱼油为原料的保健品，如深海鱼油等，已遍布全球医药市场，成为家喻户晓的好东西，它常见剂型为大粒软胶囊，口服每日 1－2 粒。

从循证医学的角度回顾深海鱼油多年来的临床应用实证，所获印象令人有些失望。事实上很多患者都没有体验到深海鱼油自我介绍的强大的降血脂效果，还是改回服用他汀类和贝特类降脂药了。而且深海鱼油健脑益智的效果也未能得到充分的证实。究其原因，是由于海洋污染，使得无论浅海还是深海的鱼类，体内所含的 EPA 均遭受不同程度的异化和破坏，生成的效率也越来越差。就 DHA 来说，鱼儿自身也无法合成，是吃了含有 DHA 的藻类而在体内存留积累的。海洋污染使海藻的数量减少和变质，导致鱼油中的优质 DHA 也减少到微乎其微。总之，人们对深海鱼油的信任度已经下降了。

A 09．意外发现的聪明药——尼莫地平

尼莫地平是一种钙通道阻滞剂，对脑组织受体有高度的选择性，容易透过血脑屏障发挥作用。血脑屏障是人体为保护最重要的器官脑而生成的天然防御机制，绝大多数的外来物质都会被拒于外。尼莫地平难能可贵地透过血脑屏障而发挥出优异的效果。它能松弛平滑肌，解除脑血管痉挛，从而增加脑部血流量，改善脑供血和微循环，有效保护脑神经系统。

尼莫地平常用于治疗脑缺血、偏头痛、蛛网膜下腔出血后遗症、突发性耳聋、耳鸣等。最新循证医学结果表明，尼莫地平还能保护和加强记忆，促进智力恢复，重建脑卒中后的认知功能，对提高学习和工作的效率以及改善老人思维能力大有裨益。这个特点，可为中老年人寻求脑力保健和微循环的改善提供有价值的参考。尼莫地平每片含量 20 毫克，口服每次 1 ~2 片，每日 1 ~3 次。

尼莫地平健脑功能的确立过程颇为意外。起初它类似硝苯地平也是应对着降压药的预期而开发生产，后来才发现它降压作用不大而增进脑供血的作用很大，以致在药物分类时，尼莫地平总是出现于脑血管药物类，而少有出现于降血压药物类。

A 10．新一代的“三高”克星——黄连素

黄连素，即盐酸小檗碱，为毛茛科植物黄连根茎中所含的一种重要生物碱，可从黄连、黄柏或三颗针中提取，也可人工合成。传统用

于胃肠炎、细菌性痢疾、结膜炎和中耳炎，还可用作苦味健胃药。

近年来我国医学专家通过动物实验和临床研究，证实黄连素具有良好的调节血脂的作用，其效力不亚于他汀类药物。该研究成果成为我国新一项自主知识产权，相关论文发表在世界权威刊物《自然》杂志上。同时还进一步发现黄连素对心血管和内分泌等疾病都具有优良的治疗效果，被称赞为新一代的“三高”克星。这里将黄连素新的应用概述如下。

黄连素能促进肝细胞代谢吸收低密度脂蛋白（血液中的垃圾），从而降低血脂。使血脂三项指标总胆固醇、低密度脂蛋白和甘油三酯可同时下降。此为高血脂克星。

黄连素能拮抗血管平滑肌 α 受体，舒张血管，平稳地降低血压。此为高血压克星。

黄连素能促进抗高血糖的生理反馈机制，恢复胰岛 β 细胞再生功能，稳定地降低血糖。此为高血糖克星。

黄连素能改善心肌功能，纠正心律失常，治疗早搏，尤其室性早搏，有效率达 90% 以上。还可增强心肌收缩力，改善难治性心率缓慢，减轻心悸、气短和胸闷等不适症状。

黄连素能抑制血小板聚集，其效力接近阿司匹林，可抗血栓形成，降低血液黏度。用于治疗短暂性脑中风，预防心梗和脑梗。

综上所述，黄连素可用于防治胃肠病、心脑血管病和内分泌疾病等，效果很好，而且副作用又少。使用方便，价格低廉，不失为中老年人保健防治的优良选择。也适合那些因出现药物毒副作用而需要变更处方者，如降脂药引起肌病者，抗凝药引起出血者等等。黄连素每片含量 0.1 克，口服每日 2～4 次，一次 2～4 片。注意，黄连素对特异性过敏者可能引起溶血性贫血，是为禁忌。对便秘者，黄连素或有不利的影响，可配伍润下药予以改善。

A 11. 传说中的不老仙药——灵芝和灵芝孢子

灵芝是一种真菌，是传说中延年益寿、起死回生的仙草。当前市场上野生灵芝不多，主要是人工培植灵芝。二十世纪六十年代起，在发掘祖国医药瑰宝的旗帜下，大量医药机构开展起广泛性的灵芝研究。结果表明灵芝具有十几种有益的成分，二十几种生理调节功能以及三十几种病症的保健治疗作用。海量的报告和文章，让人看得眼花缭乱。

返璞归真，《神农本草经》说："赤芝性平，味苦，治胸中结，益心气，补中，增智，延年……。"结合现代研究，灵芝含有灵芝多糖、三萜类灵芝酸、腺嘌呤核苷和微量元素硒等多种有益成分。可以肯定的是灵芝性味平和，无毒无害，对循环、呼吸、神经和内分泌等系统的疾患有辅助调治的作用，对保肝护肝也能发挥良好的效果。加之仙草神话的美妙暗示，可成为中老年抗衰老保健的一个好的选择。

当前口服灵芝有四种形态，即灵芝整株实体、灵芝孢子、灵芝破壁孢子和灵芝破壁加膜孢子。它们的价格差距极大。古代人所用当然是灵芝的整株实体。现代有人认为只有菌褶上那肉眼难见的孢子才有好效果，须知要100公斤实体才能收集到1公斤孢子，于是这灵芝孢子的身价就翻了百倍。还有人鉴于灵芝孢子有着坚实的硬壁而不利于消化吸收，便使用高科技击破坚壁做成破壁孢子，更有人觉得破了壁的孢子所露出的油质状的有效中心部分会迅速氧化而失效，便又使用高难度超微技术将破壁孢子的油芯用生物膜包裹起来……。如果这些都真做成了，它将价值几何！

事实上，就关于灵芝实体、灵芝孢子、灵芝破壁孢子和灵芝破壁加膜孢子的功能及其优劣比较，都在无果的争议之中。难怪有人对后两种尤其是第四种形态的存在与否都提出质疑，认为现实中人们所使用灵芝的粉剂、茶剂、片剂和胶囊剂等等，无论赋予什么样的说辞，恐怕主要就是整株实体研成的细末，而生长在实体上的孢子自然也在其中。有一种灵芝孢子胶囊，每粒 0.3 克，口服每次 1 粒，每日 2 次。

A 12. 延年益寿的珍品——人参一族及红景天

1. 人参

人参为五加科植物，其有效成分主要是人参皂苷。人参一直是人们心目中一种最优秀的药物和保健品，其卓越的功效不仅古今传诵，也为现代医学所肯定。人参的作用有抗衰老、抗疲劳、抗缺氧、补五脏、养精神、益心智、添活力、救虚弱、挽危亡等等。作为保健品，中老年人可时常少量服用，此可谓"王道无近功"。人参分为野山参、生晒参、白参、红参等。其中红参最便宜，人参皂苷含量很高，效力也很强，就是容易上火。注意控制用量，口服每日 3 ~5 克。

2. 西洋参

西洋参也是五加科植物。虽然它也含人参皂苷，且功能和人参相近，但它不是人参的一个品种。而且西洋参的性味平凉，补而不燥，还能养阴生津，颇受中老年人的喜爱。有广告把西洋参说成是可以清解烟酒所致燥热症状的寒凉药品，则是一种误导，须知西洋参服用多了照样可以上火，因它毕竟是一种补药。西洋参常用剂型为含片，每片 600 毫克，每次含服 1 片，每日 1 ~3 次。

3. 三七

三七也是五加科植物，但其所含人参皂苷较少。虽也具有一定的人参样的补益作用，三七更长于疏通血管尤其是心脑血管的瘀阻，常用于治疗冠心病、脑梗死、高血脂等疾病，适合老年病患者选用。注意，这些效果都建立在活血功能的基础上，而对传统中所推崇的三七止血功能却少有详细的论述和比较，毕竟活血与止血存在着相拮抗的机制。三七口服宜每次1克，每日1～2次。

4. 刺五加

刺五加也是五加科植物，所含的刺五加苷部分具有人参皂苷的作用，可以说刺五加是人参的初级代用品。由于刺五加野生量大，成本低廉，效果也不错，所以成为一大人群尤其是劳工人群的喜爱之物。刺五加片口服每次2～3片，一日3次。

5. 红景天

红景天虽然不是五加科植物，但它的补益强壮作用与人参有相近之处。尤其是适应原样作用（又称双向调节作用），几乎可与人参媲美。这种作用能够提高人体对高温、严寒、缺氧、毒素等极端条件和恶劣环境的抵抗力和耐受力，故而成为竞技运动者和旅游探险者的有益补品。它还曾经是前苏联宇航员的指定食品。红景天产于高寒地带，在野外生长茂盛，本来十分便宜，但一经商业炒作，其制品就贵得出奇。经商家鼓动，好像去到青藏高原抗缺氧就非红景天莫属了。事实上，出游高海拔地带时含服人参或西洋参，效果绝不次于红景天。何况红景天最初还是仗着人参代用品的身份才得以出名的。

A 13. 增强免疫首屈一指——黄芪

黄芪为一种豆科植物，是家喻户晓的补气药。在中医名方补中益气丸和玉屏风散的药物组成中，它都处在君药的地位。传统中医对黄芪功效的认识可概括为补中气、益元气、温三焦、壮脾胃。而近几年的国内外研究结果，证实了黄芪的一个重要功能，那就是维护和加强人体的免疫系统。

免疫系统是人体最大的保卫者。它抵抗外邪，杀灭细菌病毒；它监管细胞，处置叛逆癌变；它监控各部器官，对异常状态及时纠偏等等。鉴于此，中老年人的抗衰老保健，从内到外，从头到脚，究竟从哪里下手？答案当然就是强化免疫系统。而且面对包括黄芪在内的诸多能够强化免疫系统的药物，如人参、鹿茸、虫草、阿胶、白介素、胸腺肽、球蛋白等，当然应该选择黄芪。因为理论研究和医疗实践都证明了黄芪增强免疫系统能力可靠，无毒副作用，还调节内分泌，强化微循环，对血压、血脂和血糖等生理生化指标均无不良影响。而且使用方便，价格实惠，盛产于我国北方，实为中华大地得天独厚的抗衰老药。

不少人使用黄芪之后，原来的伤风感冒没有了，气虚自汗停止了，疮疖痈疽平息了，水肿浮肿消退了，心跳滞缓改善了，短气乏力克服了，下气脱肛提升了，伤口愈合加快了，等等。患者的口碑，皆来自黄芪卓越的药效。

黄芪所含有效成分，如皂苷和黄酮等，都能有效发挥抗氧化、抗血栓、降血脂、降血粘的作用，还能改善微循环系统，保护心脑肝肾等各种脏器。可见，黄芪能增强免疫，祛除多种疾病，扭转亚健康状态，堪称增免疫、益气血、抗衰老药物的杰出代表。

黄芪药材的饮片切片必须充分煎煮，才能析出有效成分，杀灭细菌，每日剂量10～20克。黄芪的口服制剂有黄芪口服液、黄芪粉末、黄芪药片和黄芪颗粒等，效果都很好。

A 14. 养护心肺肾之宝——虫草菌

虫草头孢是从新鲜冬虫夏草中分离出来的一种真菌，经发酵就成为本品虫草头孢菌丝体，再将其烘干打成粉末，装胶囊成药，商品名为宁心宝。与此类似的药物有金水宝、百令胶囊等。宁心宝胶囊每粒0.25克，口服每次2粒，每日3次。

虫草(冬虫夏草)是一味名贵中药，价抵黄金。虫草能抗氧化、消除自由基；能清除血脂，增强心肌细胞代谢；能改善呼吸功能，扩张支气管，止咳平喘；能治疗肾脏疾病，改善肾功能；能改善肝功能，并具雄性激素样作用。但由于虫草价格极为昂贵，且虫草性温刚燥，令不少人畏于使用。还有不法商人往其中嵌入汞或铅粉，有时难以发现。

本品虫草头孢菌丝体，作为虫草的代用品，表现出独特的优点。本品非虫草，但却基本具备虫草的保健功效，而且药性平和轻缓，无刚无火，对心、肺、肾三大重要器官均能有力地进行维护并防治其相关疾病，如冠心病、心力衰竭、心动过缓、肺气肿、肺心病、慢性支气管炎、肾功不全、早期尿毒症，以及腰膝酸软、小便不爽、记忆减退、耳聋耳鸣等。本品安全有效，使用方便，价格低廉，仅为虫草的千分之几，实为中老年保健之上品。经十数年普及应用，已获得一致好评

A 15. 太阳送来的抗衰老药——维生素D及其活性代谢物

1. 维生素D

维生素D对新陈代谢、生长发育意义重大。皮肤里存在其前体物质脱氢胆固醇，经日光照射后可生成维生素D。所以它有一个好听的名字，叫日光维生素。同时提醒人们，经常适当的日光浴可以补充维生素D。它有两种类型D2和D3，两者作用相同。一般可不加区别。

维生素D能促进钙和磷的吸收，维护骨骼和牙齿的正常发育。

当维生素D缺乏时，血钙水平降低，钙不能沉积于骨组织，成骨作用受阻，甚至骨盐溶解。导致骨质疏松、骨软化、佝偻病。由于血钙下降，引起抽搐和惊厥。

近年来，随着对维生素D的深入研究，发现它除了助力补钙以外，还有极其重要的生理功能。并在优化代谢、治疗顽疾和抵抗肿瘤方面有着乐观的前景。

维生素D用于一些难治性疾病，如糖尿病眼底新生血管、牛皮癣、骨关节炎和前列腺肿瘤等，已取得良好效果。另有美刊载文荟萃分析结果：血浆维生素D水平低下者，早逝风险增加100 %。此系加州大学归纳总结14个国家的32项实验，共纳入566583名参试者。测其维生素D水平，并跟踪后期死亡率，得到此结果。还有一项研究，对慢性阻塞性肺病（COPD）患者给予每日2000单位维生素D，结果表明其急性发病的机率减少40 %以上。再一项研究表明，维生素D对结肠直肠癌患者具有良好保护作用。其实验数据显示，患者血浆维生素D水平与良好的预后呈强度正相关，即是说维生素D含量较高者预后较好。有临床报告称，维生素D能保护肾脏。它以肾脏足细胞为靶点，其活性代谢物能有效降低尿蛋白，抑制细胞外基质的沉积。而且这种作用是被新发现的完全独立于已知钙和磷代谢之外的特别的作用。大量临床和实验研究的结果证明，作为传统老药的维生素D，借助其保健强身，治疗老年病和疑难病的杰出表现，正在成为一种新型多功效延缓衰老的药物。

维生素D用于骨质疏松，口服每日3000～5000单位。如用于保健预防，每日1000～2000单位。如非必要，维生素D不可长期超量使用。不然造成维生素D中毒，血钙升高，软组织骨化，发生结石，于小人可致畸形，于老人可致心肾损害。曾有家长把含维生素D的钙糖片给小儿作糖果咀嚼，任其大量食用，结果发现面容老化，颧颊突出，十分难看。

维生素D属脂溶性，制剂常为油剂，容易吸收。维生素D胶丸的剂量在500～5000单位，分多个量级。一般的钙制剂（如钙尔奇）都是配有维生素D的复方，注意剂量识别，避免多量重叠。

2. 骨化三醇（罗钙全）

骨化三醇，亦称双羟维生素D，即活性维生素D。其作用与维生素D相同，但效果更强更快。主要用于慢性肾衰合并骨质疏松，甲状旁腺功能失调和佝偻病。同时，在低剂量条件下可作为中老年人一种良好保健品。

骨化三醇是体内活性维生素D的外在形态。在体内由维生素D经肝脏和肾脏两次羟化后生成。在肾病患者，无力进行羟化，无法生成活性维生素D，需外源性补充骨化三醇。

骨化三醇胶囊每粒0.25微克，开始每日1粒，逐渐增加，最多用量每日1.0微克。因本品效力强，反应快，容易发生高钙血症，需定期检查血钙，实行个体化动态调整。

3. 阿法骨化醇（法能）

阿法骨化醇，亦称单羟维生素D，半活性维生素D。摄入后只需经肝脏一次羟化而被激活。由于羟化过程不加载于肾脏，所以对肾病患者来说，阿法骨化醇就是前体性的骨化三醇。完全可以代替骨化三醇使用。

阿法骨化醇的功能、适应证与骨化三醇相同，主要用于肾衰合并骨质疏松、甲状旁腺功能失调和佝偻病。也可作保健品使用。

阿法骨化醇胶丸每粒0.25微克，这与骨化三醇相同。所以阿法骨化醇的使用方法和注意事项均与骨化三醇相同，不过价格比骨化三醇便宜一些。

A 16. 提高性腺机能一草本——淫羊藿

淫羊藿,又名仙灵脾,为小蘖科植物淫羊藿的全草,具有温肾壮阳、强筋健骨的作用,是传统中药里的优良补品。其药味辛甘,药性温热,入肝肾两经。《神农本草经》称其“主治阳痿绝伤,益气力,强志”,《日华子本草》谓其“治丈夫绝阳无子,老年昏耄,中年健忘,补腰膝,强心力”。这些古医籍的记载,均提示淫羊藿是一种能提高性腺机能、增强体力和免疫功能的抗衰老药物。

近30年来,许多机构和专家对淫羊藿进行了大规模的实验研究。仅维普网的论文平台,以淫羊藿为主题词的相关文献记录就有4800多条。研究发现,淫羊藿的功效成分有淫羊藿苷、木兰碱、黄酮、木脂素以及锌、锰、铁等微量元素。有关淫羊藿药理作用及生理效应的研究报告,见诸相关书籍和刊物,以下作部分摘引。

《中药学》(2000年版)称:淫羊藿应用于肾阳不足,阳痿宫冷;肝肾不足,腰膝痿软;风湿麻痹,肢体麻木;肝肾亏虚,头晕目眩。

《现代临床中药学》(1998年版)称:淫羊藿能促进男女性腺机能;增强免疫功能,提高肾虚病人的淋巴细胞转换率;促进DNA生物合成,这是补肾壮阳的机理之一;增加冠脉流量,改善心律失常;降低血压,减少心肌耗氧量;祛痰、镇咳、平喘,治疗呼吸道疾病;抑制血糖升高,有助改善胰岛功能;增加肢端血流量,改善微循环。

《新编药物学》(2007年第16版)称:淫羊藿苷有雄激素样作用,能促睾酮的基础分泌;对免疫功能有促进作用,增加巨噬细胞的吞噬能力;促进垂体分泌生长激素,改善老人肾阳虚症状。淫羊藿用为老人的抗衰保健药,对腰膝酸软、四肢麻木、性功能低下、记忆减退、精神疲乏、倦怠失眠等有改善的功效。

《中国中药杂志》(2001年第5期)称:淫羊藿通过松弛血管平滑肌而增加脑供血,保护脑缺血所致损伤;能减少红细胞聚集并降低全血粘度,从而抑制血栓形成;促进胸腺释放成熟细胞,促进T细胞和B细胞的增殖,提高免疫功能;抑制破骨细胞作用,对抗肾上腺皮质激素的不良反应,防治骨质疏松;促进间质细胞TS基础分泌,促进垂体性腺系统功能,治疗不育症;能促生白细胞介素并增强NK抗癌细胞的活性,诱导肿瘤细胞凋亡;淫羊藿从不同方面影响衰老机制,发挥积极的作用。

《中医杂志》(2001年第10期)称:淫羊藿具有性激素样作用,可使雌性小鼠子宫增重,雌二醇含量升高。可使雄性小鼠血清睾酮含量升高。

《北京中医药大学学报》(2006年第10期)称:淫羊藿能刺激小鼠子宫发育,促进体重增加。改变血清雌二醇水平,以及促黄体生成素和促卵泡生成素的水平,具有一定植物雌激素活性。

《中国性科学》(2014年第3期)称:淫羊藿为主药的育宝汤能明显改善男性不育症患者的精液质量,提高患者生育能力。实验将男性不育症患者169例随机分成育宝汤组86例和对照组83例。结果表明育宝汤组的各项精液常规和睾酮含量明显优于对照组。随访6个月后,育宝汤组有25例夫妇受孕成功,而对照组仅9例夫妇受孕成功,两组有显著性差异。

综上所述,淫羊藿能提高性腺机能,增强免疫力,改善微循环,从多个方面维护正常生理代谢,祛除致病因子,保持器官活力,实为一种抗衰老的优秀草本药物。

淫羊藿生药价格很便宜,通常入煎剂,一日量9～12克。近有淫羊藿粉剂上市,还有的号称破壁细胞粉,价格昂贵。口服一次2克,一日1～2次。

A 17. 抗氧化的杰出代表——司来吉兰

司来吉兰是一种单胺氧化酶抑制剂，是抗氧化药物的杰出代表。

人体衰老的一种典型生理过程是细胞活性物质渐进性地被氧化。比如大脑中枢有一种名为多巴胺(DA)的神经递质，是生理活性很强的单胺类物质。它主管肌肉运动的神经调控，令肢体动作松紧适度、灵活有力。同时，体内还存在一种名为单胺氧化酶(MAO)的物质。这是一种生物酶和氧化剂，专司对单胺类物质进行氧化，衰减多巴胺的生理效应。以致肌肉运动发生障碍，使得肢体该静的时候静不下来，震颤不已；该动的时候灵活不了，麻痹僵直。随人的年龄增长，单胺氧化酶数量逐渐增多，其损害作用也日渐加剧，症状加重，甚至形成帕金森病。

即使没有发生明显的症状，但因受单胺氧化酶的氧化破坏，会干扰正常生理，造成代谢紊乱，加速机体的衰老。为什么有的老人动作迟钝，姿势不协调，表现得颤颤巍巍。且感觉肢体拘挛不灵，有不自主的轻微抖动。其中一个原因就是多巴胺遭遇了氧化剂的破坏。为改变这一衰退的病理进程，需要使用对抗氧化剂的药物，即单胺氧化酶抑制剂。

司来吉兰对单胺氧化酶的抑制作用具有高度的选择性，而且这种抑制作用是不可逆的。由此造就了司来吉兰抗氧化抗衰老的良好效果。大量研究证实司来吉兰能增加纹状体内SOD(超氧化物歧化酶)的活性，可延缓多巴胺的增龄性改变，并且通过对单胺氧化酶的抑制来减少脑内胶质细胞的增生，从而阻止脑神经元的萎缩和退行性病变。此外，它能明显延长实验大鼠平均寿命和最高寿命，恢复老年大鼠性功能。

司来吉兰通常被列入抗帕金森病药物类，常用制剂每片5毫克。治疗用量每日10毫克。

中老年人如果出现轻微的不自主颤抖或僵硬不适感觉，无论是否帕金森病的早期症状，均可用小量司来吉兰作诊断性治疗。一般每日2.5毫克，最多5毫克，勿轻易增大剂量。本品因个体差异可能会出现不良反应，如转氨酶暂时性升高，溃疡症状恢复受阻等。

B篇 优秀药物选列

英国医生弗莱明 1928 年发现青霉菌能够消灭病菌。15 年后,美国大规模生产出青霉素药物并投入二战。当时盟军一幅战地宣传画上面写着:“感谢盘尼西林,伤兵可以活着回家了!”世界医药产业的快速发展,使成百上千种的新药被源源不断地开发出来,为世界各地受到病苦折磨的人带来福音。我们从中挑出优秀的和有代表性的药物百余种,按中老年人的实际需要划为 16 类,并标出部分药物的常见商品名。方便中老年朋友选用。

B 01. 健脑活脑益智药物选列

1. 尼莫地平(宝依恬)

尼莫地平为对脑血管平滑肌有高效选择性的钙通道阻滞剂。易通过血脑屏障,能解除血管痉挛,保护脑神经元;增进脑血流,改善脑缺血;降低红细胞脆性,抑制血小板聚集,降低血粘度。还可改善记忆障碍和认知功能。

尼莫地平适用于脑血管病恢复期的血液循环改善、蛛网膜下腔出血后的脑血管痉挛以及缺血性神经障碍,且对改善微循环有明显效果,并能治疗血管性痴呆、突发性耳聋。

2. 氟桂利嗪(西比灵)

氟桂利嗪为选择性钙通道阻滞剂,主要功效为扩张脑血管,对基底动脉和颈内动脉作用明显,能保护脑组织、保护血管内皮细胞、增加红细胞变形能力及抵抗缺血缺氧等不利因素,并可增加耳蜗小动脉血流,改善前庭微循环,抑制眼球震颤和眩晕,还具有抗组胺和镇静作用。

氟桂利嗪适用于脑动脉缺血性疾病,如脑动脉硬化、脑血栓、脑栓塞和脑血管痉挛,并能改善由缺血引起的头昏、耳鸣、眩晕,防治血管性偏头痛,辅助治疗癫痫。还能用于治疗周围血管病,如间歇性跛行、下肢静脉曲张及足踝水肿等。

3. 倍他司汀(敏使朗)

倍他司汀为组胺类药,可扩张毛细血管,改善微循环;扩张脑血管、心血管,特别是椎基底动脉,显著增加心脑及周围循环血流量;增加前庭血流,消除耳鸣、耳闭和内耳眩晕;增加毛细血管通透性,消除内耳淋巴水肿;降低动脉压,抑制血小板聚集。

倍他司汀主要用于梅尼埃综合征、血管性头痛及脑动脉硬化,并可用于治疗急性缺血性脑血管疾病,如脑血栓、脑栓塞、一过性脑供血不足等,还对直立性眩晕有明显效果。

4. 萘呋胺(脑加强)

萘呋胺为血管扩张剂,可直接扩张脑血管和外周血管,并增加细胞供氧能力,对细胞缺氧具有保护作用。本品为血管平滑肌细胞上五羟色胺受体选择性抑制剂,可通过血脑屏障,抑制血管平滑肌收缩,抑制血小板聚集,改善血液黏滞度,提高红细胞变形性,改善局部循环,保护内皮细胞。

萘呋胺用于治疗脑梗死和脑血管意外的后遗症,椎基底动脉供血不足引起的眩晕,脑卒中恢复期,间歇性跛行,外周血管痉挛性疾病,等等。本品还可用作雷诺氏症的辅助治疗,并对内耳眩晕症也有一定疗效。

5. 烟酸占替诺(脑脉通)

烟酸占替诺是羟丙茶碱的烟酸盐,同时具备黄嘌呤类衍生物和烟酸的药理作用。本品能抑制磷酸二酯酶,使血管扩张,改善脑、脾、肾等组织的血流灌注;作用于冠状动脉与心肌,增加心脏排血量,改善冠脉循环;降低血中低密度脂蛋白浓度,改善血脂;降低纤维蛋白原活性,抗血栓形成;促进葡萄糖通过血脑屏障,改善脑的功能。

烟酸占替诺适用于慢性脑供血不足、脑梗死恢复期、脑外伤恢复期及后遗症、血管性痴呆等。本品还可治疗血栓性脉管炎和糖尿病所致外周血管病,如间歇性跛行、坏疽、冻疮、雷诺综合征等;治疗心绞痛,预防心肌梗死;对偏头痛、内耳眩晕、高血脂也有效。

6. 川芎嗪(天舒通)

川芎嗪为伞形科植物川芎的一种有效成分,现由人工合成。本品是一种新型的钙通道阻滞剂和自由基清除剂,能阻止细胞外钙离子内流并减少自由基的产生。同时又是血栓素 A_2 合成酶抑制剂，可透过血脑屏障、抗血小板聚集、扩张小动脉、改善微循环和脑循环。

川芎嗪用于治疗脑供血不足、脑栓塞、脉管炎等，并对冠心病、心绞痛也有较好疗效，还可用于突发性耳聋等。

7. 曲克芦丁(维脑路通)

曲克芦丁是芦丁经过羟乙基化的半合成水溶性黄酮类化合物，具有较弱的毛细血管收缩作用。本品可降低毛细血管通透性和脆性，预防因毛细血管通透性增加而引起的水肿；对抗五羟色胺引起的血管损伤，保护血管内皮细胞；促进新血管形成，增进侧支循环；抑制血小板聚集，防止血栓形成。

曲克芦丁用于闭塞性脑血管病引起的偏瘫、失语，冠心病，心肌梗死前综合征，中心视网膜炎，血栓性静脉炎，静脉曲张，雷诺综合征，动脉硬化，血管通透性升高引起的水肿，淋巴水肿，烧伤及创伤水肿。

8. 灯盏花素(灯盏细辛)

灯盏花素是从菊科灯盏花全植物中提取的黄酮类成分，具有扩张脑血管的作用。本品可改善脑的微循环，增加脑血流量。也能增加外周、冠脉和心肌血流量，抑制血小板聚集，减少脂质过氧化物，增强纤溶活性，降低血液粘滞度。

灯盏花素用于缺血性脑血管病，如脑供血不足、椎基底动脉供血不足、脑出血后遗症，亦用于冠心病、心绞痛、高血压、高粘滞血症等心血管疾病。

9. 地芬尼多(眩晕停)

地芬尼多为二苯哌丁醇的盐酸盐。本品可改善椎基底动脉供血不足；可作用于前庭器官，特异性调节前庭功能，抑制眩晕、呕吐，改善眼球震颤；还有轻度抗胆碱作用。

地芬尼多用于治疗各种原因引起的眩晕症，如椎基底动脉供血不足引起的眩晕，梅尼埃病引起的眩晕和恶心呕吐，晕车、晕船等晕动病，外科麻醉手术后的呕吐，以及自主神经（植物神经）功能紊乱引起的眩晕呕吐。本品有30年历史，疗效确切，副作用较少，现在价格非常便宜，100片一瓶价格不到2元。

10. 长春西汀（脑维康）

长春西汀为长春花素的衍生物，具有抑制磷酸二酯酶以及促进血管平滑肌产生环磷酸鸟苷的作用。本品能选择性地增加脑血流，改善脑供氧，促进脑组织摄取葡萄糖，改善脑代谢；还可增强红细胞变形力，降低血黏度，抑制血小板聚集。

长春西汀用于改善脑梗死、脑出血后遗症及脑动脉硬化引起的各种症状，如记忆障碍、眩晕、头痛、失语、抑郁等；用于眼底血液循环不良引起的视力障碍；用于前庭功能下降引起的耳鸣和听力减退；用于各种颅脑手术后脑功能的康复治疗。

11. 奥拉西坦（脑复智）

奥拉西坦为新型脑代谢改善药，属新型吡咯烷酮类。本品可促进磷酰胆碱和磷酰乙醇胺合成，使大脑中蛋白质和核酸的合成增加；促进脑内代谢。可对抗理化因素所致脑功能损害和记忆障碍；还可改善老年性痴呆症患者的认知功能。

奥拉西坦用于轻中度血管性痴呆、老年性痴呆，以及脑外伤等引起的记忆与智能障碍和大脑功能不全。

12. 三七总皂苷（血塞通）

血塞通以人参属植物三七提取的有效成分三七总皂苷为原料精制而成，主要成分为人参皂苷和三七皂苷。本品可活血祛瘀、活络通脉，能抑制血小板聚集，扩张脑血管，增加脑血流量；能降低机体耗氧量，提高对缺氧的耐受力。

血塞通用于缺血性脑血管病，中医证见脑络瘀阻、中风偏瘫；用于冠心病、心绞痛；用于视网膜血管阻塞，眼前房出血，青光眼；用于急性黄疸型肝炎、病毒性肝炎;用于外伤软组织损伤及骨折恢复期。

13. 舒血宁(银杏叶片)

舒血宁含有24%的黄酮醇苷和6%的萜类内酯。具有扩张冠状动脉和脑血管作用,能改善微循环,促进心脑组织的代谢。保护神经细胞。可拮抗血小板活化因子(PAF),降低血小板聚集,改善血液流变性。还能清除自由基和抑制细胞膜脂质过氧化。

舒血宁主要用于心脑血管和外周血管障碍患者,包括脑卒中、痴呆症、急慢性脑功能不全及其后遗症。对轻度老年性痴呆、血管性痴呆及混合性痴呆症患者应用本品后,智力可有所提高。但对明显痴呆者作用不佳。

14. 胞磷胆碱(欣可来)

胞磷胆碱系核酸衍生物,是人体的一种正常成分。作为卵磷脂合成的主要辅酶,它能提高脑内磷脂酰胆碱和其他相关磷脂的总量,促进神经传递,消除意识障碍。并能显著提高血液中高香草酸(HVA)的浓度以及多巴胺受体的总量,增强锥体系统的作用,改善运动性麻痹。它还能调节脑血管运动张力,改善脑循环,增加脑血流量,维护脑的良好代谢。

本品主要用于急慢性脑损伤引起的意识和精神障碍,运动性麻痹,脑卒中所致偏瘫。以及帕金森病和药源性锥体外系反应。

本品对老人中枢神经系统的多种疾病都有较好的治疗效果。本品不良反应轻微,安全度高。近年已生产口服片剂,使用更方便。本品已成为世界各国神经内科、神经外科和精神科的常用药物,而且应用范围日趋广泛。

B 02. 健美肌体保养肠胃药物选列

1. 谷氨酰胺(自维)

谷氨酰胺是近年出品的一种新药,用于消化、免疫、运动和肌肉系统相关疾病的治疗和保健,效果良好。

谷氨酰胺是人体的一种条件性必需氨基酸,占血液中游离氨基酸总量的20%,在肌肉蛋白质中含量约75%,比其他氨基酸的总量还多。除了作为机体的强力氮源,谷氨酰胺还是罕有的能促进生长激素释放的氨基酸。实验表明,口服2克谷氨酰胺可使生长激素水平提高4倍。本品还能促进肌肉细胞生长,增强运动力量和耐力,改善肌肉发育不良的症状;有产生碱基的潜力,抗运动所致体液酸化,降低疲劳感,使体力易于恢复。所以运动员和健美训练者都需要补充谷氨酰胺,抵抗蛋白质分解,保持强劲的体能和健美的身材。

谷氨酰胺能利用载体进入免疫细胞内,水解成谷氨酸,再合成强力抗氧化剂谷胱甘肽,清除自由基,保护肝脏等主要脏器;能促进作为免疫骨干的T淋巴细胞的生长,促进巨噬细胞增殖,有效提高免疫功能;能通过血脑屏障,改善脑机能,保持大脑活力,增强记忆,预防痴呆。摄入谷氨酰胺还可控制食欲,减少脂肪积累,改善身躯结构比例,使身躯更为矫健。

谷氨酰胺具有促进胃肠黏膜上皮成分己糖胺和葡萄糖胺生化合成的作用,这对于改善并修复因炎症和溃疡等因素所致胃肠黏膜损害具有重大意义,还能维护肠道益菌屏障功能,保持正常菌群比例,防止内毒素易位入血,维护消化吸收功能正常进行。用于治疗胃炎、溃疡和小肠黏膜病变以及因消化吸收不良引起的非感染性腹泻效果良好。谷氨酰胺胶囊每粒0.25克,口服每次0.5克,每日2~3次。

谷氨酰胺若用于促进肌肉发育和运动健美训练，需要更大剂量，每日6~10克。若使用胶囊药品，每日花销约40元。这时若使用安凯舒谷氨酰胺颗粒剂，每包2.5克，每日花销约24元。不过这些都是药品级的产品，生产成本高、价格较贵。如若改用食品级的产品，费用还会降下来。

由于谷氨酰胺对于味精元谷氨酸来说，是其化学前体物。所以可向味精产业链上的厂家商家询购食品级谷氨酰胺。那是粉末剂，一般以千克作单位计售。食品级谷氨酰胺的价格，只及药品级的20%，每日花销约8元。

2. 麦滋林

麦滋林是谷氨酰胺和呱仑酸钠的复方药物，进口自日本寿制药株式会社。

其中，谷氨酰胺系自绿叶蔬菜中分离提取的一种氨基酸，具多样生物活性，如改善肌细胞营养、促进肌肉发育生长、修复胃肠黏膜等。呱仑酸钠亦即菊科植物花中提取的一种名为水溶性薁的生物素，能抑制肌肉炎症的发生和组胺的释放，增加黏膜内前列腺素合成，促进上皮细胞新生。二者联合应用，有利于加强肌细胞的营养和保护，支持炎性和溃疡组织的再生和修复。

本品制剂为袋装粉末。每袋665毫克，其中谷氨酰胺663毫克，呱仑酸钠2毫克。用于胃炎、溃疡等疾病，口服一次1袋，一日2~3次。

B 03. 改善微循环药物选列

1. 阿魏酸哌嗪（葆盛慷）

阿魏酸哌嗪的有效成分是阿魏酸，在一些中药原生植物里含量较高。阿魏酸哌嗪和阿魏酸钠则是具有相同有效成分的两种药物。

传统中药阿魏是伞形科植物新疆阿魏的树脂，以其卓越的活血化瘀、消痞散积功效著称于世。但因树脂资源稀少，其味蒜臭腥辣，时有伪品败坏声誉，这都大大制约了阿魏的广泛使用。如《增广贤文》所说"黄金无假，阿魏无真"，即言其稀缺珍贵。经现代实验研究，阿魏酸有改善血液循环的作用，还是一种抗氧化剂，能有效地抑制氧化反应和自由基的产生，具有保健护肤的效果。而且现代研究还发现阿魏酸不仅能从阿魏中提取出，也能从川芎、当归等多种药用植物中提取，在咖啡、谷壳、麦麸、米糠等食品原料中含量也很丰富。进而合成阿魏酸哌嗪等衍生物，产出一批专效新药，如心血康、利脉胶囊和太太口服液等等。

阿魏酸哌嗪投入临床使用以来，已表现出它疏通血管的特别功效，在改善微循环障碍的药物队列中，正成为一名执旗新秀。

阿魏酸哌嗪具抗血凝、抗血小板聚集、扩张微血管、增加冠脉流量、解除血管痉挛的作用，适用于各种微循环障碍和闭塞性周围血管病，如各种伴有镜下血尿和高凝状态的肾小球疾病、急慢性肾炎、肾病综合征、早期尿毒症，还可用于冠心病、脑梗死、脉管炎、静脉炎的辅助治疗。

本品不良反应很少，患者耐受性良好。毒性实验结果表明，阿魏酸哌嗪的急性毒性远小于临床使用的川芎嗪，而且长期毒性、生殖毒性和致癌性的实验报告，均显示安全可靠。

本品制剂每片50毫克，口服每次2～4片，每日2～3次。

2. 胰激肽原酶（怡开）

胰激肽原酶，又名胰激肽释放酶，是从动物的胰腺中提取的一种蛋白水解酶，由18种氨基酸和4种糖元组成。

胰激肽原酶是一种血管舒缓素，对机体微循环的改善和修复，能够发挥重大的作用，其舒缓血管的效果，正是它的特色所在。

血管的生理运行过程受控于两种功能相反的活性生物酶物质，即血管紧张素和血管舒缓素。在病理状态时，如果出现血压升高，可以通过抑制或减少血管紧张素来进行改善，如普利类和沙坦类的降压药就符合这个目标。如果出现血管闭塞，则可通过兴奋或者增加血管舒缓素来进行改善，胰激肽原酶正好响应着这个预期被开发出来。

胰激肽原酶的药理作用是使激肽原降解成激肽，从而解除平滑肌痉挛，扩张血管，疏通阻塞，有效地改善微循环。同时还可以作为活化因子，激活纤溶酶原，提高纤溶系统和胶原水解酶活性，起到抗血栓、防血凝和防止基底膜增厚等重要生理作用。本品作为微血管扩张类型的血管舒缓素，广泛适用于各种微循环障碍及其闭塞性周围血管病。

胰激肽原酶改善循环障碍，治疗相关疾病的临床效果是肯定的。如糖尿病引起的肾功能减退、周围神经病变、视网膜眼底病变等，这些原来难治的疾病，在使用胰激肽原酶干预下都可获得新的转机。本品还用于各系统缺血性血管病治疗，帮助相应器官的功能恢复正常，也可用于高血压病的辅助治疗。

本品的不良反应少而轻，偶有皮疹和皮肤瘙痒等过敏现象及胃部不适，停药后消失。但注意各种出血性疾病的急性期不宜使用。

本品剂型为肠溶片，每片 120 单位，口服每次 1～2 片，每日 2～3 次。本品系不耐热的生物酶制剂，需冷藏放置。

3. 曲克芦丁（维脑路通）

曲克芦丁是芦丁的黄酮类化合物，能降低毛细血管的通透性和脆性，防止因毛细血管通透性升高引起的水肿；能对抗五羟色胺和缓激肽引起的血管损伤，保护血管内皮细胞；能促进新血管形成以增进侧支循环；能抑制红细胞聚集和血小板聚集，防止血栓形成。

曲克芦丁改善微循环功能明显，同时还有抗放射线损伤、抗炎症、抗过敏、抗溃疡等作用。

曲克芦丁可用于闭塞性脑血管病引起的偏瘫、失语;冠心病、心肌梗死前综合征;用于中心性视网膜炎、血栓性静脉炎、静脉曲张、雷诺综合征;用于血管通透性升高所致的水肿、淋巴水肿、烧伤及创伤水肿、动脉硬化等。

本品制剂每片60毫克,口服每次2~3片,每日3次。

B 04. 降血压药物选列

1. 氯沙坦(科素亚)

氯沙坦是血管紧张素Ⅱ受体拮抗剂(ARB)类降血压药,与之同类的药物有缬沙坦、厄贝沙坦、坎地沙坦、替米沙坦等。

氯沙坦降低血压效果确切,还能改善心力衰竭,防治高血压并发的血管壁增厚和心肌肥厚;具有肾脏保护作用,增加肾血流量和肾小球滤过率,增加尿液、尿钠、尿酸的排出,对肾功能不全患者很有益处;还可减少肾上腺素和肾上腺醛固酮的分泌,多路径控制血压。但注意本品有可能引起血浆肾素活性升高和血钾增加的不良反应。

氯沙坦用于高血压和充血性心力衰竭等,可作为中老年高血压患者的首选。本品口服每次50~100毫克,每日1次。

2. 依那普利(益压利)

依那普利是血管紧张素Ⅰ转换酶抑制剂(ACEI)类降血压药,与之同类的药物有卡托普利、贝那普利、培哚普利等。本类药物降压性能与沙坦类相近,且价格较低,故可作沙坦类的替代。

依那普利为强效制剂,降压作用缓慢而持久,能降低总外周阻力和肾血管阻力,能增加肾血流量,有益于肾病患者。本品不良反应较少,仅有少数患者出现持续性干咳。

依那普利用于高血压和充血性心力衰竭等。口服每次 10 毫克，每日 1 次。

3. 氨氯地平(络活喜)

氨氯地平是钙通道阻滞剂(CCB)类降血压药,与之同类的药物有硝苯地平、尼群地平、非洛地平、拉西地平、左旋氨氯地平(施慧达)等。

氨氯地平可抑制钙离子细胞内流,舒张全身血管和冠状血管,增加冠脉血流量,降低血压。本品发生作用缓慢,但持续时间长,对高血压和冠心病都能产生良好效果。本品使用时间较早,应用很广泛。有的病人服药后出现头痛、面红和水肿,可改用它的左旋体,即左旋氨氯地平。

氨氯地平用于治疗高血压和稳定型心绞痛等,口服,开始每日 1 次 5 毫克,可根据需要渐增剂量,最大剂量每日 10 毫克。

4. 多沙唑嗪(可多华)

多沙唑嗪是 α 受体阻滞剂类降血压药,与之同类的药物有哌唑嗪、特拉唑嗪、布拉唑嗪、阿夫唑嗪等。

多沙唑嗪可降低血压,还可以降低血浆总胆固醇、低密度脂蛋白及提升高密度脂蛋白,还可松弛前列腺组织的痉挛。

多沙唑嗪用于高血压和前列腺增生等症,并可调节血脂。本品口服,开始每日 1 次 0.5 毫克,根据需要可在 2 周内缓慢增加至每日 2 毫克,然后再行增加,可达每日 4 毫克。

5. 美托洛尔(倍他乐克)

美托洛尔是 β 受体阻滞剂类降血压药,与之同类的药物有普萘洛尔、噻吗洛尔、阿替洛尔、艾司洛尔等。

美托洛尔可抑制心肌 β 受体,减慢心率,抑制心肌收缩和房室传导,减少心输出量,降低耗氧量,同时可降低血压。本类药物曾一度作为高血压病首选,后发现其对心律的影响离散度较大,不便监管,于是加强适应证指征的限制,避免使用的盲目性。本品减慢心率的作用明显,故不适合心动过缓者。

美托洛尔用于高血压和心动过速型心律失常等。本品口服,每次100～200毫克,每日1次。如果仅用于减缓心率,每日用量25～50毫克或更低。

6.依那普利叶酸(依叶)

这是一种新型复方降压药,剂型为片剂,称依那普利叶酸片,简称依叶片。每片含依那普利10毫克和叶酸0.8毫克。

依叶片用于H型高血压,即高血压伴高同型半胱氨酸(高Hcy)。H型高血压患者心血管事件发生率为普通高血压患者的5倍,为正常人群的20多倍。而我国成年高血压患者中,H型高血压占比高达75%,风险居高不下。

经研究发现,由于叶酸摄入不足导致体内蛋氨酸代谢障碍,引起血中Hcy升高。所以在降压的同时补充叶酸,就能有效治疗H型高血压。

依叶片用于H型高血压,每日1次,每次1片,10毫克/0.8毫克。

B 05.降血糖药物选列

1.磺脲类促胰岛素分泌剂

此类药物有格列喹酮(糖适平)、甲苯磺丁脲(D-860)、格列苯脲(优降糖)、格列美脲(亚莫利)等。

此类药物能结合胰岛细胞膜上的药物受体,促进胰岛素分泌,还能纠正外围组织的胰岛素抵抗,发挥降低血糖的作用。

其中格列喹酮为其第二代产品,是此类药中唯一的一种从肾脏排泄量少(5%)的药物,相比本类其他药物,可减轻肾的负荷,故适用于轻中度肾功能不全的糖尿病患者。

2. 非磺脲类促胰岛素分泌剂

此类药物有瑞格列奈(诺和龙)、那格列奈(唐力)等。

瑞格列奈为苯甲酸衍生物,那格列奈为苯丙氨酸衍生物。此类药物作用于胰岛细胞膜上的钾离子通道,刺激胰岛素分泌,但不加速细胞衰竭。主要用于降低餐后血糖,降低糖化血红蛋白。较之磺脲类药,此类药物不加快胰岛功能的耗竭,是促胰岛素分泌剂的首选用药。也是中老年患者在顾及残存胰岛功能时的一个好的选择。

3. 双胍类制剂

此类药物有二甲双胍(降糖片)、苯乙双胍(降糖灵)等。

注意,此类药物中的苯乙双胍,因可能引起严重的、高死亡率的乳酸性酸中毒,故被其他药物取代。有的国家已经停用苯乙双胍。

二甲双胍能抑制肝葡萄糖输出,促进机体对胰岛素的敏感性,促进外周组织对葡萄糖的摄取和利用,抑制肝糖异生,减少肠道糖吸收。降糖效果良好,能控制餐后血糖,还能抑制食欲,减轻体重,适合肥胖型患者。单用二甲双胍不引起低血糖反应,不引起高胰岛素血症,还能改善血脂代谢,减少低密度脂蛋白胆固醇和甘油三酯。同时能减少血小板聚集,增加纤溶活性,降低心血管疾病的风险。还有报告指出,二甲双胍在抗肿瘤、抗衰老的实验研究中,已获得肯定的积极的结果。事实上,二甲双胍正在成为非胰岛素依赖型糖尿病的首选药物。

4. 葡萄糖苷酶抑制剂

此类药物有阿卡波糖(拜糖平)、伏格列波糖(倍欣)等。

阿卡波糖为一新型降糖药,是生物合成的假性四糖。在肠道竞争性抑制葡萄糖苷酶,阻碍多糖和蔗糖分解生成葡萄糖,延缓碳水化合物消化,减少葡萄糖吸收,具有降低餐后血糖和血浆胰岛素作用。长期使用还可降低空腹血糖,并降低过高的糖化血红蛋白浓度,增加机体对胰岛素的敏感性。本品口服吸收甚少，主要在肠道降解，随粪便排出。本品不良反应主要是肠胀气。对肥胖型患者适合。

5. 噻唑烷二酮类增敏剂

此类药物有吡格列酮（瑞彤）、罗格列酮（文迪雅）等。注意，其中罗格列酮因严重不良反应，在欧洲已经撤市。

吡格列酮为胰岛素增敏剂，能提高外周组织和肝脏对胰岛素的敏感性，控制血糖的生成和利用，可有效增加靶组织对胰岛素的敏感性，减轻胰岛素抵抗，有助降低血糖，同时还有调节血脂的作用。本品适用于使用双胍类等降糖药疗效不佳者，尤其是产生胰岛素抵抗的患者。

6. 胰岛素制剂

此类药物有正规胰岛素（短效胰岛素）、低精蛋白锌胰岛素（中效胰岛素）、精蛋白锌胰岛素（长效胰岛素）、甘精胰岛素（超长效胰岛素）等。

胰岛素能增加葡萄糖的利用，加速葡萄糖的氧化酵解，促进肝脏和肌肉糖原的合成和贮存，促进葡萄糖转化为脂肪，抑制糖原分解和异生，故能使血糖降低；能抑制脂肪分解，促进脂肪合成，减少酮体生成，纠正酮症酸血症；能抑制蛋白分解，促进氨基酸进入细胞内，促进核酸和蛋白质合成。本品适用于症状较重，营养不良，经其他药物治疗效果不佳者，以及代谢紊乱、重度感染、进行性视网膜病变、周围神经病变、肾功能减退、心脑血管意外者。

注意，以上各类降糖药物使用时均需警惕低血糖可能发生，尤其胰岛素注射。应当作好有效准备，防止低血糖发生，以及如果出现低血糖，能够及时正确处置。

二肽基肽酶-4（DPP-4）抑制剂是近年开发的一类新型降血糖药物。其商品有西格列汀、维格列汀、利拉列汀等。这类药物的药理作用是抑制二肽基肽酶对内源性肠促胰岛激素（GLP1）的降解，从而提升胰岛素水平，有效地降低血糖。这类药物不引起低血糖反应，对胃肠道无不良作用，对血脂、血压和体重等危险因素还能有所改善。故适合老年患者使用。最近还出品一种长效口服制剂，名叫曲格列汀。每周只需服药一次，就能稳定控制血糖，大大提高了患者的依从性和舒适感。

B 06．调节血脂药物选列

1. 辛伐他汀(舒降之)

辛伐他汀是20年前问世的一种调节血脂药，与之同类的药物有洛伐他汀、普伐他汀、氟伐他汀、阿托伐他汀、瑞舒伐他汀等。

辛伐他汀可有效减少内源性胆固醇合成，并触发肝脏代偿性地增加低密度脂蛋白受体，从而增加对低密度脂蛋白的摄取，使血脂降低。其作用是全面的，可减少总胆固醇、甘油三酯和低密度脂蛋白，并可增加高密度脂蛋白。本品用于原发性高胆固醇血症患者，或高胆固醇血症合并高甘油三酯血症但以高胆固醇血症为主的患者。

辛伐他汀如同其余几种他汀类药物一样，可能有肌细胞损害的不良反应，可引起肌痛、肌酸激酶(CK)升高，最严重的情形是横纹肌溶解、肾功能衰竭。而临床实际中这样的损害很少发生。就已有的报告来看，严重肌损害的发生不外因大剂量(每日40~80毫克)使用，以及合并使用了某些可能加重不良反应的药物，如贝特类降脂药和扩冠药胺碘酮等。也就是说，只要在低剂量(每日小于20毫克)条件下并避免多种类降脂药盲目联合使用，即可有效免除肌损害风险，增强调脂治疗的安全性。为谨慎起见，中老年患者还是小量启用为宜，同时注意监测肝肾功能，因本品可能对肝肾功能产生不良影响。本品制剂每片10毫克、20毫克，口服每日1片，晚餐时服用。

2. 非诺贝特(力平之)

非诺贝特为氯贝丁酯类降血脂药,与之同类的药物有环丙贝特、利贝特、吉非贝齐等。

非诺贝特在体内经酯酶作用迅速代谢成非诺贝特酸而发挥降血脂的作用,能抑制胆固醇和甘油三酯的合成,增加固醇类的排泄,尤其降低甘油三酯的作用明显。还能降低血小板粘附性,减少血栓形成。本品用于高甘油三酯血症及混合型高脂血症,药效较强,耐受性较好。

非诺贝特及其同类药物的不良反应需注意对肝肾功能的影响和肌细胞的损害,中老年患者开始小量为宜(每日 100 毫克)。本品制剂每片 100 毫克,口服 1 次 1 片,每日 2～3 次。

3. 脂必泰

脂必泰是地奥药厂生产的一种调节血脂药物。它是一个中药复方,由红曲、山楂、白术、泽泻四味药组成,每粒 0. 24 克,口服一次 1 粒,一日 2 次。

调节血脂的药物分三类,它们是他汀类(如辛伐他汀)、贝特类(如非诺贝特)、红曲类(如血脂康)。其中他汀类和贝特类降血脂的能力十分强大,临床应用广泛,而这两类药的副作用也可能十分厉害,严重的可引起肌肉溶解和肾衰竭。15 年前上市的降血脂药拜斯亭之所以迅速退出市场并付出巨额赔偿,正是因为它造成了一些肾衰竭而死亡的病例。所以高血脂患者使用这两类药物,如果出现肌痛、肌无力等肌损害症状或肝肾功能减退,就必须立即停药改处方。

红曲是一种类似白酒曲的真菌,但其中含有洛伐他汀的成分,故可视红曲为天然他汀,既可以降血脂,又开胃醒脾,副作用很小。

脂必泰的主要成分是红曲,与之并列的是具有降脂、降压和强心作用的山楂,佐之以健脾行水的白术和泽泻,从而使它具有平和的调节血脂的功能以及补气除湿的作用。可见,如脂必泰一类含红曲的药物适合于那些需要降血脂而又体质羸弱的人群，以及对他汀和贝特类降脂药物不能耐受或呈特异性过敏者。

4. 血脂康

血脂康为中药红曲制剂，即红曲霉菌发酵加工制成，与之同类的药物有脂必妥、脂必泰、天曲等。

血脂康由特级红曲精制而成，内含约2%天然他汀类物质(洛伐他汀)，具有调节血脂、保护血管内皮、抑制过氧化损伤的作用，可降低血液粘稠度，抗动脉粥样硬化，用于原发性高脂血症，可减少血浆总胆固醇、甘油三酯和低密度脂蛋白，并可增加高密度脂蛋白。本品剂型为胶囊，每粒0.3克，口服每次2粒，每日2次。

血脂康及其红曲类降脂药属于真菌制剂，降脂能力较弱，但性能平和，无毒无害，适合中老年尤其是轻症患者。还可将红曲类与他汀类或贝特类药物组合搭配，或交替使用，既取得降脂效果，又减少药物副作用。

B 07. 治疗呼吸病药物选列

1. 氯化铵(氯化钲)

本品为刺激性祛痰药，通过制激胃黏膜，反射性引起气道分泌增加，使痰液稀释、容易咳出。本品引起恶心刺激，耐受性较差，常加入复方制剂使用。

2. 乙酰半胱氨酸(痰易净)

本品为黏痰溶解性祛痰药，用于呼吸道各疾病引起的黏稠物过多所致的咳痰困难。本品剂型有口服片剂和喷雾剂，有较强的黏痰溶解作用，使黏蛋白分子裂解，促使痰液咳出；喷雾吸入适用于黏痰阻塞气道引起的呼吸困难。

3. 溴己新(必嗽平)

本品为黏痰溶解性祛痰药,能使痰中黏蛋白纤维断裂,稀释痰液易于咳出,用于慢性支气管炎、哮喘、支气管扩张、硅肺等有白色黏痰而不易咳出的患者。本品服用后1小时起效,药效维持约8小时。若出现脓性痰,需加用抗生素控制感染。

4. 氨溴索(沐舒坦)

本品为气道润滑性祛痰药,有口服剂和气雾剂两种剂型,是溴已新在体内的活性代谢产物,能促进肺表面物质和气道液体分泌,明显降低痰液黏度。祛痰作用远远超过溴已新,且毒性减小,耐受性好。用于急慢性支气管哮喘、支气管扩张、肺气肿、尘肺、手术后咳痰困难者。

5. 可待因(甲基吗啡)

本品为中枢性镇咳药,能直接抑制延脑的咳嗽中枢,止咳作用迅速而强大,也有镇痛作用,常用于各种原因引起的剧烈干咳和刺激性咳嗽。多痰患者不宜使用,以免痰液堵塞气管。本品长期使用可产生耐受性和成瘾性。在菲迪克止咳糖浆和联邦止咳糖浆中含有本品。

6. 右美沙芬(右甲吗喃)

本品为中枢性镇咳药,系吗啡类衍生物,通过直接抑制延髓咳嗽中枢发挥作用。其镇咳作用与可待因相同或略强,无镇痛作用。本品长期使用无耐受性和成瘾性,属于安全高效镇咳药,临床用于各种原因引起的干咳和刺激性咳嗽,痰多者不宜。

7. 左旋羟丙哌嗪(佐派欣)

本品为外周性镇咳药,系羟丙哌嗪的左旋体,九十年代首次应用的单旋体手性镇咳药,镇咳作用与可待因相当,但非麻醉性,且无中枢抑制作用。临床应用表明,本品镇咳效果显著,副作用较小,受到良好评价,常用于急性呼吸道感染和急性支气管炎引起的干咳和持续性咳嗽。

8. 沙丁胺醇(舒喘灵)

本品为β受体激动剂平喘药,共有六种剂型,其中非注射用的三种是口服片剂、气雾剂、粉雾吸入剂。本品能选择性激动支气管平滑肌的β受体,产生较强的支气管扩张作用,能松弛支气管平滑肌,抑制过敏反应介质,减轻呼吸道水肿,发挥平喘作用,适用于支气管痉挛引起的哮喘。预防哮喘用口服,制止哮喘急性发作用吸入。

9. 丙卡特罗(美喘清)

本品为β受体激动剂平喘药,有片剂和气雾剂两种剂型。本品对支气管平滑肌β受体选择性较高,其支气管扩张作用强而持久,且具有较强抗过敏作用。因使用剂量小,不良反应较少,是一种效果较好又安全的平喘药。本品用于防治支气管哮喘、喘息性支气管炎和慢性阻塞性肺部疾病(COPD)所致的喘息症状。

10. 沙美特罗(喘必灵)

本品为β受体激动剂平喘药,常用剂型为气雾剂,是新型长效选择性β受体激动剂,单次吸入其支气管扩张作用可持续12小时,能有效控制夜间哮喘和运动诱发的哮喘。本品适合于长期治疗哮喘和喘息性气管炎以及可逆性气道阻塞,不适用于哮喘急性发作,这时可用短效药物。

11. 氨茶碱(茶碱乙二胺盐)

本品为黄嘌呤类平喘药,是茶碱与乙二胺的复合物。其主要作用是松弛支气管平滑肌,抑制过敏介质释放,减少呼吸肌疲劳,改善呼吸功能,缓解哮喘症状,适用于支气管哮喘和哮喘性支气管炎的治疗。本品呈强碱性,含黄嘌呤生物碱,对心脏神经影响较大,不良反应有时较强，中老年患者宜慎用。

12. 二羟丙茶碱（甘油茶碱）

本品为黄嘌呤类平喘药，是茶碱的衍生物，对胃的刺激比较小，其药理作用和氨茶碱相似，而对支气管的扩张作用较小，对心脏神经系统影响也较小，适合因心动过速、心悸等原因而不能耐受氨茶碱的患者。

13. 异丙托溴铵（爱喘乐）

本品为胆碱受体抑制剂平喘药，常用剂型为气雾剂。本品系阿托品衍生物，对支气管平滑肌胆碱受体有较高选择性，松弛支气管平滑肌作用较强，对呼吸道腺体和心血管系统作用不明显，常用于慢性阻塞性肺部疾病引起的支气管哮喘症状，用于防治哮喘，尤适合对β受体激动剂（如沙丁胺醇）不能耐受的患者。

14. 泼尼松（强的松）

本品为糖皮质激素类平喘药，能抑制参与炎症反应的细胞因子的活性，减少炎症介质的合成与释放，具有强大的抗炎、抗过敏、抗休克的作用，常用于哮喘症状加重或持续发作的情形，以及其他药物疗效不佳时。本品可引起水钠潴留及一系列不良反应，一般不宜长期使用。

15. 地塞米松（氟美松）

本品为糖皮质激素类平喘药，药理作用与泼尼松相同，抗炎、抗过敏效果较明显，水钠潴留的不良作用较轻，但较易引起精神症状。一般不宜长期使用。

16. 倍氯米松（倍氯松）

本品为糖皮质激素类平喘药，常用剂型为气雾剂，是强效肾上腺皮质激素的局部应用药物。因亲脂性强，气雾吸收后可迅速产生平喘作用。其抗炎、抗过敏的效力是泼尼松的 75 倍。本品雾化吸入给药用于慢性哮喘患者，因作用强大，所以每次用量很少，不良反应也很少。

17. 色甘酸钠(宁敏)

本品为过敏介质抑制剂平喘药，常用剂型为气雾剂。能抑制肺组织肥大细胞中酶的活性，阻止白三烯等各种过敏介质释放，从而防止过敏反应的发生。本品是有效的非激素类抗炎药，效果良好，副作用少，被推荐为治疗中轻度支气管哮喘的首选药物，也可用于预防各型哮喘发作，对外源性哮喘疗效显著，对内源性哮喘和慢性哮喘也有好的疗效。

18. 酮替芬(立敏停)

本品为过敏介质抑制剂平喘药，是一种强效过敏介质抑制剂，且因对组胺受体有强大抑制作用而表现出强力的抗组胺特性，适用于过敏性、感染性和混合性哮喘的预防，以及喘息性支气管炎、过敏性咳嗽的治疗。本品效力确切，副作用较小，患者耐受性和依从性较好。

19. 孟鲁司特钠(顺尔宁)

本品为过敏介质抑制剂平喘药，是高选择性白三烯受体抑制剂，可有效缓解白三烯介导的支气管炎症和痉挛状态，改善肺功能，用于支气管哮喘的预防和支气管哮喘的长期治疗，也用于治疗阿司匹林敏感的哮喘，预防运动性哮喘。本品不良反应轻微，老人和儿童都可使用。

20. 咳嗽糖浆

主要成分：桑白皮、桔梗、紫菀、贝母、沙参、薄荷。

本品为祛痰止咳复方中成药。

21. 止咳祛痰片

主要成分：氯化铵、远志、桔梗、贝母、甘草。

本品为镇咳祛痰中西药复方。

22. 联邦止咳露

主要成分：可待因、麻黄碱、氯化铵、氯苯那敏（扑尔敏）。

本品为止咳祛痰西药复方。因含可待因和麻黄碱，需注意成瘾性。

B 08. 治疗消化病药物选列

1. 复方氢氧化铝（胃舒平）

胃舒平是一个历史悠久、家喻户晓的老牌胃药，由主药氢氧化铝配伍三硅酸镁和颠茄组成。其中三硅酸镁用于抵消主药所致便秘的副作用，颠茄用于解除胃平滑肌痉挛。

主药氢氧化铝具有制酸、吸附、局部止血、保护溃疡面等作用，效力平和稳定而持久，口服后可迅速中和胃酸，缓解胃酸过多引起的疼痛、烧心等症状。中和胃酸后产生的氧化铝有收敛作用，可局部止血，同时可引起便秘。氢氧化铝与胃酸混合生成凝胶，覆盖在炎症溃疡表面，形成一层保护膜，发挥机械保护作用，促进胃黏膜创面愈合，这是本品最显著的优点。氢氧化铝主要用于胃酸过多、胃及十二指肠溃疡、胃食管反流病、上消化道出血等病症。

氢氧化铝这个老资格药，虽然至今仍保持着它传统的地位，但已经表现出来的一个重大的不良反应，必须引起重视。氢氧化铝在胃中大部分变成了不可溶性的凝胶，最后随粪排出。却有很少量转变为可溶性氯化铝而被吸收入血，并从尿中排泄。肾功能不全者可能因排铝障碍而导致血中铝离子浓度升高，引起痴呆等中枢神经系统病变。这对老年人尤其是一种威胁。因为老人的肾功能因生理退化原因都普遍有所降低。所以不要经常大量使用氢氧化铝，避免铝离子对脑细胞造成损害。

2. 铝碳酸镁(达喜)

铝碳酸镁是近年推出的新药,属于含铝的制酸药。它完全具有氢氧化铝的优点,而且有所超越。其最大改进在于,铝碳酸镁是一种不溶于水的结晶性粉末,口服后不吸收入血,从而免去中枢神经系统受铝元素损害的担心。但是,这个"口服后不吸收"是载于医药文献书籍,却没有在药物的说明书中写出,这是个可疑现象。因此,究竟是不是"不吸收"还有待循证医学的验证。

铝碳酸镁制酸作用迅速、温和、持久。其酸反应率可达100%,可抑制胃蛋白酶活性,有利溃疡面修复,能结合胆汁酸和磷脂酰胆碱,防止其对胃黏膜的伤害,而且因同时含有铝、镁两种金属离子,从而使便秘和腹泻两种副反应相互抵消。

铝碳酸镁主要用于胃炎、溃疡、反流性食管炎,也用于胃酸过多引起的不适,如胃痛、灼热、反酸、腹胀、恶心、呕吐等的对症治疗。本品制剂每片0.5克,口服咀嚼后吞下,每次1~2片,餐后1~2小时服用。

3. 法莫替丁(高舒达)

法莫替丁是组胺H_2受体抑制剂,与之同类的药物有西咪替丁、雷尼替丁和尼扎替丁等。相比起来,法莫替丁效力较强,副作用较少,适合中老年人使用。

法莫替丁主要作用于胃壁细胞上的H_2受体,竞争性地抑制组胺的作用,从而抑制胃酸的分泌。也抑制因食物、咖啡因等刺激所诱发的胃酸分泌,使胃酸的数量和酸度都一起降低,同时还抑制胃蛋白酶的分泌。本品对因酒精、胆盐等刺激引起的腐蚀性胃炎有预防和保护作用,对阿司匹林等解热镇痛药所致胃黏膜损伤、应急性溃疡和上消化道出血也有明显疗效。比较西咪替丁和雷尼替丁,本品作用强度更大,作用时间更长,而且不改变胃排空速率,不干扰胰腺功能,对心血管系统和肾脏功能也无不良影响，亦无拮抗雄激素的不良反应。

法莫替丁主要用于胃炎、溃疡、反流性食管炎、上消化道出血和卓艾综合征（胃泌素瘤）等。每片 10 毫克、20 毫克，口服每次 10～20 毫克，每日 2 次，早晚各 1 次。

4. 泮托拉唑（潘妥洛克）

泮托拉唑是质子泵抑制剂（PPI），与之同类的药物有奥美拉唑、埃索美拉唑（左旋奥美拉唑）、兰索拉唑、雷贝拉唑等。这同类的几种药物比较起来，泮托拉唑的效力较强，老年人使用耐受性更好，安全性更高。

泮托拉唑能特异性地作用于胃壁细胞质子泵所在部位，抑制相关酶的活性，阻断胃酸分泌的最后步骤，使胃液中的酸含量大幅度减少。泮托拉唑这一类质子泵抑制剂对胃酸的抑制作用比 H_2受体抑制剂更加强大，比如有一种腺苷酸引起的胃酸分泌可受到质子泵抑制剂持久的抑制，而在 H_2受体抑制剂则无能为力。使用本药后，胃酸分泌量大幅下降，疼痛和灼热等症状较快缓解，对溃疡病的治愈率较高，且复发率较低。

泮托拉唑比较奥美拉唑和兰索拉唑，其与质子泵的结合具有更高的选择性，而且更为稳定持久。泮托拉唑在老年患者中的药物动力学效应与年轻人相似。有严重肾功能损害的患者，服用泮托拉唑后，药物动力学效应无明显变化，因此而无需调整剂量。而有肝功能损害的患者，也不必调整剂量。这就是泮托拉唑于老人的耐受性和安全性较好的原因。

泮托拉唑主要用于胃及十二指肠溃疡、胃炎、食管反流、溃疡出血和卓艾综合征等。制剂为肠溶片，每片 40 毫克。口服每日 1 片，早上用少量水送服，不可嚼碎。

5. 多潘立酮（吗丁啉）

多潘立酮是多巴胺受体抑制剂，比较起同类药物甲氧氯普胺（胃复安),是改进后的新一代产品。不仅效力增强很多,副作用大大减少了。

多潘立酮可直接抑制胃肠道多巴胺受体,促进胃肠运动,恢复正常的张力,增加胃窦和十二指肠动力,加快胃内容物排空。本品能协调幽门收缩,抑制恶心呕吐,并防止胆汁反流。本品主要激动胃和十二指肠,对小肠和大肠作用甚微。

多潘立酮用于治疗因胃排空迟缓、反流性胃炎和食管炎等引起的消化不良症状,如腹胀、疼痛、嗳气、呕吐,以及肝炎、胰腺炎引起的恶心呕吐。还可治疗胃轻瘫,尤其是糖尿病性胃轻瘫,可缩短胃排空时间,使胃潴留症状得以改善。本品制剂每片 10 毫克,口服每次 1 片,每日 3 次,餐前服。

6. 莫沙必利(贝络纳)

莫沙必利是强效的选择性五羟色胺受体激动剂,与之同类的药物有西沙必利、伊托必利等。

莫沙必利能激动胃肠道胆碱能神经元和五羟色胺受体,促进乙酰胆碱释放,提高五羟色胺活性,从而发挥胃肠道促动力作用,增强胃肠运动,促进胃肠排空。本品对胃、十二指肠和小肠的作用明显,对结肠的作用很小。

莫沙必利用于治疗慢性胃炎或功能性消化不良引起的消化道症状,如腹胀、疼痛、嗳气、恶心呕吐和胃烧灼感等。还可治疗胃食管反流病和糖尿病胃轻瘫,以及胃切除术后的胃功能障碍。本品制剂每片 5 毫克,口服每次 1 片,每日 3 次,餐前服。

7. 胶体果胶铋(维敏)

胶体果胶铋相对于同类药物枸橼酸铋钾来说,其效力增强了数倍,副作用稍小。

胶体果胶铋是一种胶态铋制剂,为生物大分子果胶酸与金属铋离子和钾离子形成的盐。在酸性介质中呈现较强的胶体特性,可在胃黏膜上形成一层牢固的保护膜，增强胃黏膜屏障作用，隔绝胃酸、胃酶和食物的侵蚀作用，对消化性溃疡和慢性胃炎有较好的治疗效果。由于胶体铋剂可杀灭幽门螺杆菌，所以有利于溃疡愈合，降低复发率。本品与受损伤黏膜的粘附效应具有高度选择性，故对消化道出血创面有止血作用。

胶体果胶铋用于胃及十二指肠溃疡、慢性胃炎和消化道出血的治疗，与抗生素联合用于根治幽门螺杆菌，亦用于幽门螺杆菌相关的胃和十二指肠病变。本品制剂胶囊，每粒 50 毫克。口服每次 2 ~ 3 粒，一日 3 次，餐前半小时服用。服药期间大便可能呈黑褐色。

胶体铋制剂虽然效果较好，但毕竟是含有铋和钾两种金属离子的药物，需注意对肝肾功能和神经系统的影响。老年人使用宜取较小剂量，每日 200 ~ 300 毫克，时间不超过两周。

8. 替普瑞酮（施维舒）

替普瑞酮是一种萜烯类物质，具有组织修复作用，特别能强化抗炎症、抗溃疡作用，能促进黏膜修复因子糖蛋白的合成，提高黏液中磷脂质浓度，从而增加胃黏膜防御能力，对盐酸、酒精和阿司匹林等所致黏膜损伤和溃疡有细胞保护作用。有别于制酸剂对胃黏膜的修复作用是间接实现，替普瑞酮对胃黏膜的修复作用则是通过生理代谢直接完成。由此给出一个提示：就一些反复发作，经久不愈的胃黏膜病变，当使用制酸剂药物效果欠佳时，在排除肿瘤病变后，不妨使用替普瑞酮一类的黏膜修复剂，可以提高疗效。

替普瑞酮主治胃炎和溃疡所致各型胃黏膜病变，剂型为胶囊，每粒 50 毫克。口服每次 1 粒，每日 3 次，餐后 30 分钟内服用。

9. 瑞巴派特（膜固思达）

瑞巴派特是胃黏膜保护剂，对受损的胃黏膜具有良好的修复作用。其药理作用表现在三个方面：一是可减少幽门螺杆菌（Hp）感染，尽管本品不直接抑杀 Hp，但能阻止 Hp 粘附至胃上皮细胞，令 Hp 无处栖身；二是可清除羟基自由基，免除脂质过氧化作用对胃黏膜的损伤；三是抑制炎性细胞浸润，增加胃黏液量、前列腺素含量及胃黏膜血流量，改善微循环，促进胃黏膜细胞再生。

瑞巴派特主要用于治疗胃溃疡和急慢性胃炎所致胃黏膜病变，如水肿、充血、糜烂、出血等。本品制剂每片 0.1 克，口服每次 1 片，每日 2 次，早晚服用。

B 09. 治疗骨质疏松药物选列

1. 碳酸钙复方(金钙尔奇)

金钙尔奇是以碳酸钙为主要成分的复方制剂，还加有维生素 D 和一些微量元素。因维生素 D 是促进钙吸收的必要物质，故将其置于钙剂的复方之中。本品中的钙剂选用碳酸钙，是因为与葡萄糖酸钙、珍珠钙和氨基酸螯合钙等钙剂相比较，，碳酸钙的副作用最小，其中钙元素的吸收利用率最高。

金钙尔奇每片含钙 600 毫克、维生素 D 200 单位、铜 1 毫克、镁 50 毫克、锌 7.5 毫克、锰 1.8 毫克，口服一日 1 ~ 2 片。用量不宜过大，以免产生高钙血症。

金钙尔奇主要用于补充钙剂，防治骨质疏松，同时补充铜、镁、锌、锰，预防相应的缺乏症，是较优秀的配伍，也是中老年补钙的一个良好选择。

2. 阿仑膦酸钠(福善美)

本品用于防治骨质疏松，但作用途径与上述补充钙剂的途径不同。人的生长过程中，骨不断地进行新陈代谢，破骨细胞通过骨吸收方式清除旧骨，而成骨细胞则通过骨形成的方式建设新骨。对应这两种不同的生理过程，防治骨质疏松的药物自然就有两种类型，其作用亦分两种途径，一种抑制骨吸收，一种促进骨形成。本品阿仑膦酸钠就是抑制骨吸收的药物，而前面介绍的碳酸钙则是促进骨形成的药物。

中老年人防治骨质疏松，一般首选补充钙剂。这种方式安全简单，副作用小，费用低廉。可是有的人通过补充钙剂使血钙已经达标甚至超标，但骨钙成量却未能提升，骨质疏松症状未见改善，这说明骨吸收作用太甚，状似“入不敷出”，这时可增加使用骨吸收抑制药物。

阿仑膦酸钠是一种骨吸收抑制剂，每片10毫克、70毫克。使用时注意避免对上消化道的刺激。口服每日一次10毫克，或每周一次70毫克，早餐前30分钟用至少200毫升白开水送服，不要咀嚼或吮吸药片。

B 10. 治疗前列腺增生药物选列

1. 非那雄胺(保列治、保法止)

非那雄胺为氮甾体激素化合物，与此同类的药物有度他雄胺、依立雄胺。非那雄胺能抑制双氢睾酮的合成，可使前列腺重量减轻，体积变小，从而治疗前列腺增生症。口服每日一次5毫克，经三个月以上，前列腺可逆转缩小，改善排尿困难症状。

前列腺增生(BPH)，现已成为中老年男性的一种常见病症，且有年轻化倾向。可能与饮食和环境因素相关。前列腺增生症的早期临床表现是排尿困难，进而形成尿潴留、尿闭塞，十分痛苦，需行导尿缓解。同时，因进行性阻塞而继发细菌感染，引起前列腺炎、膀胱炎和尿道炎，大大加重了病情。另一方面，前列腺组织肥大增生，还提示了由睾酮等雄激素诱导的细胞突变的可能性，即是说，前列腺增生可能成为前列腺肿瘤的一个早期隐患。

关于前列腺增生症的治疗，在以前除了阻塞严重时依靠外科手术解决，一般内科保守疗法显得无能为力，患者病情得不到改善。直到八十年代末，美国默克公司（默沙东）研制出新药非那雄胺，1994 年引进中国，给不少人解除了痛苦。非那雄胺通过对偏亢的睾酮转换机能的抑制作用，使肥大的前列腺重量减轻，体积变小，从而缓解对尿道和膀胱颈的压迫，有效改善小便不爽的症状。可见用非那雄胺治疗前列腺增生症，是一个治本的办法。

非那雄胺还有一个特别功能，那就是阻止毛囊进行性萎缩，治疗脂溢性脱发症。口服每日一次 1 毫克，经三个月以上可见脱发减少，新发生长。由此可见，非那雄胺既可治疗前列腺增生症，又可治疗脂溢性脱发症。

2. 特拉唑嗪（高特灵）

特拉唑嗪属于 α 受体阻滞剂。与此同类的药物有多沙唑嗪、阿夫唑嗪、坦索罗辛和酚苄明等。

特拉唑嗪能抑制去羟肾上腺素所致前列腺组织痉挛，有效改善膀胱颈的堵塞不畅和排尿困难症状，如尿频、尿急、夜尿多、尿量少、尿失禁和尿不尽等。这通常是前列腺增生者最痛苦的表现，而本品可为他们带来福音。本品每片 2 毫克、5 毫克、10 毫克。中老年人每日 1 次，每次用量 2 ~4 毫克。

特拉唑嗪治疗前列腺增生，其药理作用与非那雄胺截然不同。非那雄胺是通过调节雄激素导致前列腺发生组织学改变（变小、减轻）来实现症状的长期改善。而特拉唑嗪则是通过抑制 α 受体，松弛前列腺平滑肌来达到症状的暂时缓解。虽然这只算是一种治标的办法，但因它见效快、副作用小，尤其对出现急性尿潴留征兆者，不失为一种应急的好的选择。

就前列腺增生症患者来说，为了减轻痛苦、改善症状、稳定病情、减少不良反应，免去将来的外科手术，不妨自拟科学方案，把治本和治标的办法结合起来，以期实现长治久安。有一个方案可供参考：小量非那雄胺（半量，每日 2.5 毫克，或隔日 5 毫克），加小量特拉唑嗪（半量，每日 1 毫克，或隔日 2 毫克）。如果两种药都隔日服用，最好将两者交替安排。

特拉唑嗪还是一种降血压药，尤对升高的舒张压敏感。故适合于舒张压难降的高血压患者。特拉唑嗪还有明显调节血脂作用，可降低血中总胆固醇和低密度脂蛋白，提升高密度脂蛋白含量。本品还能改善血糖、血尿酸等物质的代谢障碍，改善男性性功能障碍。本品也用于治疗女性膀胱颈梗阻，预防急性尿潴留发生。

B 11. 治疗神经炎药物选列

1. 三维 B 片（维乐生）

三维 B 片是由维生素 B_1，维生素 B_6，维生素 B_{12} 三种成分组成的复方药片。它的 1 片相当于三种药共 28 片的剂量，即它的 1 片相当于 10 片维生素 B_1、10 片维生素 B_6 和 8 片维生素 B_{12} 合起来。如果当地找不到三维 B 片，就可以买三种药片按这个比例进行配伍。三维 B 片是大剂量复方，以一顶多，服用省事。当然剂量设计在安全范围之内，可以放心使用。根据症状，每日用量为 2 ~ 6 片。

三维 B 片每片含 100 毫克维生素 B_1、100 毫克维生素 B_6、0.2 毫克维生素 B_{12}。

其中，维生素 B_1 主要用于脚气病（水肿乏力）以及各种疾病的辅助治疗，如全身感染、发热衰弱、糖尿病、心肌炎、消化不良、多发性神经炎等。维生素 B_6 主要用于防止药物引起的周围神经炎和神经功能紊乱，减轻化疗和放疗引起的恶心呕吐，治疗白细胞减少症、痤疮和脂溢性湿疹，等等。维生素 B_{12} 主要用于恶性贫血和巨幼红细胞贫血，神经炎和神经萎缩，肝炎和肝硬化，等等。

注意到三维 B 复方中三种维生素的共同点在于它们都能对神经系统的炎症性病变进行有益的干预，所以用三维 B 片治疗各种单发性和多发性周围神经炎会得到良好效果。中老年人经常出现的身体各部位的酸麻胀痛等诸多不适，多数可能与神经炎的发生有关，不妨用三维 B 片一试。这药很平和，几无任何副作用。经多年普及应用，效果很好。

2. 甲钴胺(乐亢)

甲钴胺为一种内源性辅酶 B_{12}，促成同型半胱氨酸合成蛋氨酸的转甲基反应过程，易向神经细胞内转移，促进核酸和蛋白质合成，促进髓鞘的磷脂酰胆碱合成，恢复神经传导功能，改善神经炎症状，还能促进正红血母细胞的成熟和分裂，增加红细胞生成，改善贫血状态。

甲钴胺用于治疗周围神经病，周围神经炎、周围神经卡压综合征、神经痛、面瘫和面肌痉挛。也用于治疗巨幼细胞性贫血。

本品制剂每片 0.5 毫克，一次 1 片，一日 2～3 次。

B 12. 抗感染药物(口服剂)选列

1. 青霉素 V(苯甲氧青霉素)

本品为 β-内酰胺类抗生素，抗菌力较强，毒性较小。对革兰阳性菌抗菌作用较强，对部分革兰阴性菌作用较弱，如对链球菌、肺炎球菌、个别敏感葡萄球菌、嗜血杆菌、梭状芽孢杆菌、螺旋体、脑膜炎球菌、淋球菌和放线菌等有抗菌作用，而对多数葡萄球菌如金黄色葡萄球菌和凝固酶阴性葡萄球菌则作用很弱或无抗菌作用。本品可致过敏反应。

本品常用于呼吸科、耳鼻喉科、皮肤科和传染病科的感染，包括各种呼吸道感染、扁桃体炎、咽炎、喉炎、鼻窦炎、中耳炎、支气管炎、肺炎、猩红热、脑膜炎、心内膜炎、蜂窝组织炎、乳腺炎、骨髓炎、痈疖、丹毒、坏疽、淋病、创伤感染、败血症等。

本品服用前必须进行青霉素过敏试验。凡有青霉素过敏史者忌用。对头孢菌素类药物过敏者可能对青霉素交叉过敏，须慎用本品。

2. 阿莫西林(羟氨苄青霉素)

本品为氨基青霉素。是一种抗菌力强、毒性小的广谱抗生素。使用范围较广，常用于呼吸道感染、泌尿道感染、胃肠道和胆道感染以及皮肤、组织的多种感染，还是抗幽门螺杆菌之首选。

3. 阿莫西林－克拉维酸钾(奥格门汀)

本品为阿莫西林和克拉维酸钾(棒酸钾)按2:1或4:1的比例做成的复方制剂。抗生素克拉维酸钾本身的抗菌作用较弱。但它又是一种β-内酰胺酶抑制剂，能抑制对抗阿莫西林的细菌如葡萄球菌所产生的β-内酰胺酶，解除细菌的抗药能力，从而增强了阿莫西林的抗菌效力，扩大了抗菌谱。可见，被增效的阿莫西林的抗菌作用，加上克拉维酸钾本身的抗菌作用，两药协同发挥作用，达到了1加1远大于2的效果。

4. 头孢氨苄(先锋霉素Ⅳ)

本品为第一代头孢菌素类抗生素。抗菌谱较广，对革兰阳性菌的抗菌作用较强，对革兰阴性菌的抗菌作用较弱。这一特性与青霉素相似。

5. 头孢拉定(先锋霉素Ⅵ)

本品为第一代头孢菌素类抗生素。抗菌性能与头孢氨苄大致相同。

6. 头孢呋辛酯(新菌灵)

本品为第二代头孢菌素类抗生素。抗菌谱比第一代扩大,对革兰阳性菌的抗菌作用比第一代稍弱,对革兰阴性菌的抗菌作用比第一代稍强。

7. 头孢丙烯(施复捷)

本品为第二代头孢菌素类抗生素。抗菌性能与头孢呋辛酯大致相同。

8. 头孢克肟(达力芬)

本品为第三代头孢菌素类抗生素。抗菌谱比第二代又扩大,对革兰阳性菌的抗菌作用比第一代更弱,对革兰阴性菌的抗菌作用比第一代更强。

9. 头孢地尼(希福尼)

本品为第三代头孢菌素类抗生素,抗菌性能与头孢克肟大致相同,对葡萄球菌的抗菌作用最强。有报道称本品能增强细胞免疫功能。

10. 四环素(四环素碱)

本品为四环素类抗生素。具广谱抗菌作用,可用于对青霉素、头孢菌素等抗生素不适的患者。主要不良反应为对牙釉质的损害,引起变色发黄。

11. 土霉素(盐酸地霉素)

本品为四环素类抗生素,抗菌谱和抗菌作用与四环素大致相同。

12. 红霉素(新红康)

本品为大环内酯类抗生素,抗菌谱较窄,与青霉素相似,但抗菌力不及青霉素,胃肠道反应较大,属于窄谱、中效、快速反应的抑菌剂,适用于轻中度感染。另外,红霉素增强胃肠动力的作用正在受到重视。

13. 克拉霉素(克拉仙)

本品为大环内酯类抗生素,与红霉素相比,抗菌作用增强,副作用减小,耐受性良好,在根除幽门螺杆菌的治疗中发挥显著的作用。

14. 阿奇霉素(希舒美)

本品为大环内酯类抗生素。其抗菌作用比红霉素增强,副作用减小,且血药浓度半衰期加长,为红霉素的32倍,每日仅需给药1次,疗程一般最长5天,提高了患者依从性。

15. 万古霉素(稳可信)

本品为糖肽类抗生素,对于以革兰阳性菌为主的敏感菌具有强力抗菌作用,但副作用较大,可用于对其他抗生素过敏或耐药的患者。

16. 林可霉素(洁霉素)

本品为林可霉素类抗生素,对大多数革兰阳性菌和某些厌氧的革兰阴性菌具有抗菌作用,可作为其他抗生素的一个替换。

17. 克林霉素(氯洁霉素)

本品为林可霉素类抗生素。是林可霉素的衍生物,抗菌谱与林可霉素相同,是治疗金黄色葡萄球菌骨髓炎的首选药物。

18. 磺胺甲恶唑(新诺明)

本品为磺胺类抗生素,抗菌谱广,口服易吸收,能通过血脑屏障渗入脑脊液,性能稳定,不易变质,疗效与氨苄青霉素和四环素相当。磺胺类药物可发生多种不良反应,中老年患者不宜长期大量使用。

19. 甲氧苄啶(TMP)

本品为磺胺增效剂,一般不单用。其抗菌谱接近磺胺药,与磺胺药联合使用,抗菌效力大幅度提高至数十倍。

20. 呋喃唑酮(痢特灵)

本品为硝基呋喃类抗生素,抗菌谱较广,抗菌力较强,常用于胃肠道疾患效果良好，且不限于肠炎和痢疾，对幽门螺杆菌感染、溃疡病、糜烂性胃炎等亦有很好的效果。

21. 左氧氟沙星(左克)

本品为第三代喹诺酮类抗生素，是氧氟沙星的左旋体，抗菌谱广，抗菌力强，副作用低于氧氟沙星，长于治疗泌尿系感染。

22. 环丙沙星(悉复欢)

本品为第三代喹诺酮类抗生素，抗菌谱与左氧氟沙星相近，但抗菌作用增强，副作用减小，被认为是一种广谱、高效、安全的抗菌药物。

23. 莫西沙星(拜复乐)

本品为第四代喹诺酮类抗生素，加强了对革兰阳性菌的抗菌作用，添加了对厌氧菌的抗菌活性，抗菌谱扩大，抗菌力增强，且不易产生耐药，对呼吸道就青霉素耐药的病原菌感染有效。

24. 甲硝唑(灭滴灵)

本品为硝基咪唑类抗生素，长于抗厌氧菌感染，此为最大特点。可作用于呼吸道、消化道和泌尿生殖道的各个部位，抗菌效力确切，但副反应较大，是治疗滴虫病的首选药物。本品亦用于牙龈炎、幽门螺杆菌所致胃炎和溃疡，以及手术感染预防。

25. 奥硝唑(氯丙硝唑)

本品为第三代硝基咪唑类抗生素，抗菌谱和抗菌力与甲硝唑相近，副反应减轻。

26. 氟康唑(三维康)

本品为三唑类抗真菌药，是广谱抗真菌药，1990 年在美国上市，成为抗真菌药一个主要代表。主治各种真菌感染，效力较强，但副作用较大，口服可有肝毒性，中老年人仅在非常必要时使用。

27. 特比萘芬(兰美舒)

本品为烯丙胺类抗真菌药,是广谱抗真菌药,主治各种真菌感染,口服仍有一定肝毒性。

28. 奥司他韦(达菲)

本品为抗病毒药,对病毒只是发生抑制作用,不能直接杀灭病毒,常用于治疗流行性感冒。有报道称,早期使用本品,能使流感患者症状减轻40%,流感持续时间缩短30%。

鉴于禽流感病毒(如H5N1)属于甲型流感病毒,有专家认为用奥司他韦来防治人禽流感病毒的感染应该有效。相应的研究工作已经开展,并初步获得好的结果。

29. 利巴韦林(病毒唑)

本品为抗病毒药,具有广谱抗病毒作用,常用于呼吸道病毒感染、皮肤疱疹病毒感染,对甲型肝炎和流行性出血热亦有防治作用。

30. 金刚烷胺(三环葵胺)

本品为抗病毒药,主要对抗A型流感病毒。金刚烷胺能治疗各种A型流感病毒的感染,在流行期可作为有效的预防,保护率最高达79%;还具有退热作用,常配合抗生素,退热作用比单用抗生素好。另外,金刚烷胺用于帕金森病(震颤麻痹)效果较好。

B 13. 抗抑郁症药物选列

1. 艾司唑仑(舒乐安定)

艾司唑仑是苯二氮䓬类的一种短效镇静、催眠和抗焦虑药,它能通过增强中枢抑制性神经递质的作用而发生药效。本品药力较强,起效较快,性能温和,毒副作用较少,已成为抗抑郁症的重要辅助药物,制剂每片1毫克。

本品用于改善各类失眠症状,睡前1次1毫克,有轻度依赖性,可断续使用;用于镇静抗焦虑,1次1片,1日2次,下午和晚上服用。注意,勿把2次药量合并到睡前1次服用,因为这是为了镇静中枢神经,而非单纯催眠,需要长时间保持较均衡的血药浓度,让焦虑的情绪渐渐平息下来。

本品已有30年历史,不乏优秀的成绩。用于一些偶发性的、突发的、非特异性的焦虑症状,只需几天,可见奇效。如果近期因工作繁忙,或遭遇意外,或面临纷争,便突发紧张、亢奋、惶惶不安的情绪,集中表现为吃不香、睡不宁,这正是本品适应证之专长。可1次1片,1日2次,疗程不超过5天,效果非常明显。甚至有的焦虑患者的主要表现为食欲减退、消化不良,使用本品几天后即感身心轻松,胃口大开。完全不必使用开胃健脾的助消化药物。

艾司唑仑适用于抗抑郁症的配合治疗。对于轻症的焦虑型抑郁症,艾司唑仑还可独立发挥主导作用。

2. 氟西汀(百忧解)

氟西汀是一种五羟色胺再摄取抑制剂(RRSI),是临床上广泛应用的抗抑郁症药物。与之同类的药物有帕罗西汀(赛乐特)、度洛西汀(欣百达)、舍曲林(左洛复)、文拉法辛(博乐欣)、氟哌噻吨美利曲辛(黛力新)等。

氟西汀能选择性地抑制五羟色胺(5-HT)转运体,阻断再摄取过程,延长并增强五羟色胺的作用,产生抗抑郁的效果。它对肾上腺素、胆碱、组胺等能源受体的亲和力低,故较少牵连出不良的反应。

氟西汀1986年首先在比利时上市,次年获FDA批准入美国市场,1995年进入中国市场。氟西汀商品名为百忧解,名副其实地表达出抗抑郁解忧愁的效力。它适用于各类型抑郁症,特别是伴有焦虑的抑郁症,也用于惊恐状态、强迫状态、暴食症和社交恐惧症。本品亦适用于老年抑郁症。

本品片剂每粒 10 毫克，胶囊剂每粒 20 毫克。治疗开始，一般服药4 周后才显出效果。起初宜小量，渐增至目标量，形成维持量。

治疗中老年抑郁症的一个常选方案是：第一周每日 1 次 5 毫克，然后逐周递增5 毫克，至第 4 周达每日 1 次 20 毫克，就以 20 毫克作维持量，疗程 4 ~6 个月。还有一个更温和的方案是至第二周达每日 1 次 10 毫克，即以 10 毫克作维持量继续。

注意，凡使用氟西汀或其他抗抑郁症药物之前，务必仔细阅读产品说明书，以确保使用安全。抗抑郁药物属于精神类剧药，且以反应最灵敏的中枢神经系统为其靶向。因受个体差异的影响，于不同的患者，药物产生的作用和副作用有时变化不定，效果不尽相同。为此，产品说明书详细列出了可能发生的各种反应及其对策。

这里，不妨打开一张近2 万字的说明书看看，可能会大吃一惊，说明书首行就印着一排惊心动魄的警示语——“自杀倾向和抗抑郁药物”。乍一看，可能产生误解，以为说的是具有自杀倾向的抑郁症患者将获益于本药物。其实正好相反，看完全文后才明白，这句话说的是具有自杀倾向的患者服用本药物后，有可能加大自杀倾向的风险，必须注意防范。

不过，长期临床实证表明，多数患者，无论哪一种类型，经药物治疗后都获得满意效果，未发生风险事件。其实，产品说明书所指自杀风险，主要针对青少年儿童患者。因其幼稚的神经系统不稳定，有时很难区分是疾病本身的进程还是药物引起的反应，于是向监护人提出警示，以保障青少年患者的安全。

3. 西酞普兰（喜太乐）

西酞普兰也是五羟色胺再摄取抑制剂类型的抗抑郁症药物。就其适应证、疗效和副作用各方面来看，与氟西汀大抵相同，价格也差不多。有临床报告称，西酞普兰的综合评价略优于氟西汀，主要是副作用更轻微，尤其宜用于老年性抑郁症。

西酞普兰口服片剂每片 5 毫克、10 毫克、20 毫克、40 毫克，还有口服液，每支 10 毫升:20 毫克。中老年人用量为每日 1 次 5 毫克，一周后增至 10 毫克作维持量。疗程 4 ~ 6 个月。

4. 艾司西酞普兰(来士普)

艾司西酞普兰，是消旋体西酞普兰的左旋异构体，故可称为左旋西酞普兰。左旋体一般比消旋体治疗作用更强，副作用更轻。

艾司西酞普兰对五羟色胺再摄取的抑制作用比西酞普兰强 5 倍以上，而使用的剂量相对于西酞普兰可减少一半。

艾司西酞普兰制剂为片剂，每片 5 毫克、10 毫克。治疗老年性抑郁症，开始每日 1 次 5 毫克，二周后酌定方案，或以 5 毫克作维持量继续，或增至 10 毫克作维持量。

临床研究表明，本品的疗效与西酞普兰相当，不良反应较少，且起效更快，有的十天半月就感受到愉快的效果。不过本品价格更高。

B 14. 抗血小板聚集药物选列

1. 阿司匹林(乙酰水杨酸)

阿司匹林具有消炎镇痛和解热的作用，传统用于发热头痛、神经痛、肌肉痛、风湿性关节炎和痛风等病症，每日用量最高可达 4000 毫克。人们发现阿司匹林有一个明显的不良作用，那就是引起出血倾向。但谁也没料到，经过实验研究，竟使这个不良作用在小剂量条件下对心脑血管病的预防方面表现出卓越的功效，其原因正好是利用了它防止血小板聚集以及抗血栓的作用。多个医学实验采用超大型临床样本，小的数千人，大的数万人，耗资十几亿美元，跟踪观察 10 年以上。统计学的结论是:每日服用小剂量阿司匹林(75 ~ 150 毫克)，其远期心脑血管病的发生率和死亡风险都显著低于未服阿司匹林的对照组。所以阿司匹林现今已普遍用于防治动脉硬化和冠心病、预防脑缺血和中风。

为减轻阿司匹林对胃黏膜的刺激损伤，便采用肠溶片，口服时不要咬碎它。德国拜耳制药厂出品的含量 100 毫克的阿司匹林肠溶片，简称拜阿，目前多有使用，每日一片。有敏感体质的人可能嫌 100 毫克的剂量偏大，有出血征兆，这时可改用国产 25 毫克阿司匹林肠溶片，每日 1 ~ 2 片。

2. 氯吡格雷（波立维、泰嘉）

氯吡格雷为血小板聚集抑制剂，能选择性地抑制二磷酸腺苷（ADP）与血小板受体的结合，并抑制 ADP 糖蛋白复合物的活化，从而抑制血小板聚集，而且这样的抑制是不可逆的。氯吡格雷也可抑制非 ADP 引起的血小板聚集。

本品用于预防和治疗因血小板高聚集引起的心脑血管障碍疾病，如冠心病、心肌梗死、脑卒中和外周动脉疾病（脉管炎）等。

进口氯吡格雷的商品名波立维，每片 75 毫克。国产氯吡格雷的商品名泰嘉，每片 25 毫克。氯吡格雷口服，每日 1 次 75 毫克。

B 15. 抗帕金森病（震颤麻痹）药物选列

1. 左旋多巴（左多巴）

左旋多巴是多巴胺的前体物质，本身无药理活性，但能通过血脑屏障进入中枢，经中枢多巴脱羧酶作用转化成多巴胺而发挥药理作用，直接补充缺失的神经递质多巴胺。但是左旋多巴吸收入血后只有少数进入中枢，其余部分被外周多巴脱羧酶脱羧成了多巴胺，这些多巴胺因无法进入血脑屏障，不仅被白白浪费掉，还在外周产生不良作用。如能同时抑制外周多巴脱羧酶的作用,效能就会得到很大提高。左旋多巴是当前治疗帕金森病的首选药物,被医界称为金标准。

本品制剂每粒 100 毫克、125 毫克、250 毫克。口服,开始每日 200 毫克,分 2 次服用。1 周后每日增加 100 毫克,分 3 次服用。最后达每日 3000 毫克,分 4 次服用。

2. 苄丝肼(马多巴)

苄丝肼是外周多巴脱羧酶抑制剂,与左旋多巴合用,以避免左旋多巴尚未进入中枢以前在外周被脱羧成多巴胺而造成浪费,减少外周的不良反应,提高疗效。本品与左旋多巴一般按 1:4 的比例配伍。

苄丝肼制剂每粒 25 毫克,与左旋多巴合用,开始每日 50 毫克苄丝肼配 200 毫克左旋多巴,分 2 次口服。然后每隔 1 周每日增加 25 毫克苄丝肼和 100 毫克左旋多巴,分 2 ~ 3 次服用。最后剂量达每日 200 毫克苄丝肼配 800 毫克左旋多巴,分 4 次服用。

3. 多巴丝肼(美多巴)

多巴丝肼是苄丝肼和左旋多巴的复方制剂,其改善肌强直和运动迟缓效果明显;对震颤、流涎、吞咽困难和动作不稳亦有效;对帕金森病、脑炎以及一氧化碳中毒后遗症,可减轻症状,改善肌张力,使机体活动趋于正常;能使肝性脑病患者恢复清醒,症状改善,但不能改变肝的损伤;可缓解初期神经疾病;可治疗高泌乳素血症;能促进毛发生长,可能系儿茶酚胺的作用。

多巴丝肼比较单药左旋多巴,不良反应有所减少。较常见的不良反应有恶心呕吐、体位性低血压、精神抑郁、排尿困难等。长期用药,最后可能发生“开关”现象,即患者先是运动不安,接着有僵直不动。

多巴丝肼制剂为片剂,每片 125 毫克(苄丝肼 25 毫克和左旋多巴 100 毫克)或 250 毫克(苄丝肼 50 毫克和左旋多巴 200 毫克)。口服,每日剂量 250 毫克,分 2 次服用。以后每隔 1 周日剂量增加 125 毫克，最高日剂量750～1000毫克，分3～4次服用。

4. 罗替高汀（罗替戈汀）

罗替高汀是四氢萘胺多巴胺的三种受体激动剂，能激活所有的多巴胺受体，效力较强。此外，还兼有五羟色胺受体激动剂和M胆碱受体抑制剂的作用，用于治疗帕金森病和不宁腿综合征效果较好。其不良反应与左旋多巴相近。本品局部外用，有时会引起过敏性皮疹。

罗替高汀制剂为缓释透皮贴片，有四种规格，每片面积分别为10平方厘米、20平方厘米、30平方厘米、40平方厘米，其24小时释放至皮肤的罗替高汀药量分别是2毫克、4毫克、6毫克、8毫克。贴片区域在上下腹部，分成至少14处，每日1次轮流换贴各处，根据药量每次选贴1～2片。轻中度帕金森病，可选每日2毫克贴片，或1周后增加至每日4毫克贴片。重度帕金森病，开始选每日4毫克，以后每日增加2毫克，日剂量最大16毫克。如需停药，应依照相反程序递减，还可按隔日用药递减。

B 16. 抗阿尔茨海默病（老年痴呆症）药物选列

1. 多奈哌齐（多那喜）

多奈哌齐是中枢神经胆碱酯酶抑制剂，是第二代产品。相比第一代的他克林，多奈哌齐对外周胆碱酯酶的抑制作用更轻微，因此副作用更少，患者的耐受性更好。本品通过抑制中枢胆碱酯酶活性，使突触间乙酰胆碱分解减慢，相对提升了乙酰胆碱的含量，改善患者的认知功能。美国医师的临床研究表明，轻中度老年性痴呆症患者每日口服多那喜5毫克或10毫克，经30周后其认知功能都有明显提高。

多奈哌齐制剂,每片5毫克、10毫克。初始每日1次5毫克,睡前服。一个月后可酌加量至10毫克,3~6个月为一个疗程。

2. 加兰他敏(力益临)

加兰他敏是我国从紫花石蒜和红花石蒜中分离得到的生物碱,其药物成分与欧洲山区水仙花鳞茎提取的生物碱相同。本品是第二代乙酰胆碱酯酶抑制剂,能阻止乙酰胆碱的降解,增加其浓度,并能激动脑内乙酰胆碱受体,起到保护神经的作用,改善患者的记忆和认知功能。

加兰他敏适用于治疗轻中度老年性痴呆症,有效率达50%~60%,疗效与他克林相当,但没有肝毒性。用药后6~8周效果开始明显。本品制剂为薄膜包衣片,每片4毫克、8毫克,口服,每次4~8毫克,每日2次,早晚同餐服用。本品还用于治疗重症肌无力和进行性肌营养不良等肌病。

3. 美金刚(二甲金刚胺)

美金刚用于治疗中度至重度的老年性痴呆症。美金刚是一种中枢NMD天冬氨酸受体拮抗剂,可在病理状况下调配并改善记忆过程所需谷氨酸的传递,从而改善患者记忆和认知功能。临床研究表明,本品用于老年性痴呆症患者具有良好的耐受性,而且在精神病理学和行为学测定中获得的改善数据具有统计学的显著性意义。本品亦用于治疗帕金森病。

美金刚制剂每片5毫克、10毫克,口服。第1周,每日5毫克,早上1次服用,第2周起,每日10毫克,分2次,早上和下午服用,可以此作维持量,也可根据需要,增至每日15毫克,分2次服用。

C篇　常见疾病自疗方略

数年前，一位友人因皮肤肿瘤突发感染以致衰竭。弥留之际，他强支着，用颤抖的手，吃力地签署了捐献眼角膜的志愿书，把光明留给别人。他终年61岁，刚退休，全病程3年，还来不及体味美好夕阳。事后医生分析，早逝的一个原因是缺少了自疗及院外配合的意识。遗憾，多好的一个人！

C 01. 补钙方略

1. 每日补钙知多少

中国成人每日钙的总摄入,适宜量为0.8克,最高量为2.0克。这指标并非单纯理论推算得到,而是来自对人群的实际调查和统计分析。数据的指导意义在于提出了一个警示:如果摄入量偏低,可能造成低血钙、骨质疏松、牙质损坏、抽搐和代谢失调;如果摄入量偏高,则可造成高血钙、软组织多发性钙化、结石、肾功损害,以及对铁、锌、镁、磷的干扰。看来,两边都危险,如果一旦出现病变,尤其是高钙症状,可能造成永久性不可逆的损害。所以不能掉以轻心。

那么现状是怎样的呢?钙的摄入来自食物和药物两个方面。先看食物方面,有关调查表明,普通人群每日食物钙摄入量远远低于0.8克,老年人摄入量甚至不足0.4克。这里列出几种代表性食物100克的含钙量:牛奶0.104克、鸡蛋0.056克、大米0.013克、面粉0.031克、瘦肉0.008克、土豆0.100克、白菜0.040克、芝麻0.620克。其中主食大米、面粉和瘦肉的含钙量都很低。根据食物的搭配和食量分析,容易得出食物钙实际摄入量只及适宜量的约六成,中心值0.5克。

再看药物补钙方面。有代表性的钙剂是钙尔奇、盖中盖、逸得乐、凯思立、朗迪钙等,它们每片含钙量均为0.5克(钙尔奇0.6克),每日服1~2片,即每日药物钙摄入量为0.5~1.0克。

把食物钙摄入和药物钙摄入两项加起来,补钙人群每日总钙摄入量实际为1.0~1.5克,中心值1.25克。这是一个多么巧妙的数字,既覆盖了适宜量0.8克,距最高量2.0克还有一段相当安全的距离。

看来,人们自觉或不自觉地这样补钙,完全是正确的、科学的。尽管其中不少人带有盲目性。但这盲目因素已先期被药物设计的安全评估所接纳,故其正确合理性早就不是偶然的了。所以,一般情况下尽管没有明确的病理指征,吃一点钙片,也是安全无害的。当然,作为补钙的个体,如果畏惧高钙,就每日只服1片,如果担心低钙,就每日服2片。即是说,只要按常规补钙,就毫无危险。但是对一些来路不明含量超高的所谓新药,可别盲目尝试,那才是真正的危险。

至于钙源的成分,有多种可以选择,如碳酸钙、磷酸钙、乳酸钙、葡萄糖酸钙、氨基酸螯合钙等。但以碳酸钙为最好,碳酸钙含钙量最高,达40%,最容易被吸收,应用历史最悠久,安全性考验时间最长,价格最便宜。

在补钙过程中,应该充分重视血钙水平的变化。这是基于钙在生理中极其重要的地位而言。不能仅仅把钙看成骨骼、牙齿的材料,它还是影响机体代谢的核心元素。比如细胞内外离子状态的钙,可以对全身肌肉,包括骨骼肌和心肌进行调控,而且这种调控具有决定性意义。如果血钙降低,肌肉神经兴奋性增强,可引起四肢抽搐疼痛;而血钙过高时,则可损害心肌收缩功能,引起心力衰竭,甚至停搏。血钙正常值为2.1~2.6毫摩尔每升,低了不行,高了危险。补钙的人们可要特别注意,至少一年检测一次,做到心中有数。

2. 无意补钙,却发生了致命的高血钙

历史上有过一种怪病,叫奶碱综合征。其表现主要是高血钙、碱中毒、肾功不全,甚至因病情持续加重而致肾衰竭死亡。这种病离奇地发生在消化性溃疡患者住院病区,他们只是接受大剂量碱性药物用以抑制胃酸,并配合牛奶液体饮食作食疗,他们根本不曾有意识使用钙剂,但其中一些人却奇怪地相继出现高血钙、碱中毒和肾功不全三联征,当时只认为是牛奶和碱性药物引起三联征,故名奶碱综合征。

若干年后，经回顾性研究，排除了牛奶的因素，罪魁祸首就只能是那个碱性药物。再行追究，原来那个碱性药物就是大名鼎鼎的钙剂 — 碳酸钙(有的用磷酸钙)。当时的人只看到碳酸钙抑制胃酸的碱性作用，而忽略了它的高钙身份，为了中和强大的胃酸，碳酸钙用量很大，最多每日达30克，相当于钙片24片。如此天量的钙和碱，怎不弄出个高血钙和碱中毒，再进一步发展，就是肾功能不全。这故事说的是需要对高血钙加以提防。

3. 维生素D必须激活才能生效

有人体弱多病，近发现低血钙和骨质疏松，于是找来维D钙片，服钙量加至翻倍，维生素D也一同翻倍，仍然血钙未升。原来这是一位初期肾病患者，近来肾衰加重，导致维生素D代谢障碍，血钙无法提升。

大家都知道，钙剂必须借助维生素D，才能吸收成为血钙，但可能不知道，维生素D必须予以激活才能发挥作用，否则徒有其物。

正常生理时，外源性维生素D进入体内，经过肝脏和肾脏两次羟化反应而被激活。第一次羟化生成单羟维生素D，即半活性维生素D，第二次羟化再生成双羟维生素D，即活性维生素D。这时才能发挥作用，促进钙的吸收和血钙上升。若遇肾功能损坏，无力完成羟化酶反应和维生素D的激活，血钙就升不起来。

4. 活性维生素D功能不平常

正常人体内能自动生成活性维生素D，这是内源性的宝贵物质。而肾衰患者却因肾脏失去羟化能力而缺乏内源性活性维生素D，表现为低血钙顽固存在，构成致命的危险。针对肾性低血钙的严重问题，现代医学已经开发出外源性的活性维生素D，其药物通用名为骨化三醇。就像人工胰岛素对于糖尿病人的意义，骨化三醇对于肾脏病人，堪称一大救星。骨化三醇用于纠正肾病患者低血钙，见效较快，改善肾性骨营养不良和骨质疏松，缓解骨骼肌肉相关症状，以及治疗佝偻病都有效,已成为晚期肾病和透析患者不可缺少的支柱。

骨化三醇虽本质的作用与维生素D相同,但因其活化地位超越维生素D而表现出不平常的功能。骨化三醇不仅促进血钙上升,还能正面干预成骨的调节。再进一步,骨化三醇已经突破单一补钙的领域,表现出调节生理代谢的优秀能力。它既能促进钙的肠道吸收,又能促进钙的肾小管重吸收,而且与相关激素联合作用,协同实现钙的总体平衡。这样特殊的表现,使它从普通维生素的地位跃上了生理激素的台阶。事实上,骨化三醇的激素样功能,已被世界公认。正因为这样,除了补钙,骨化三醇的应用日益广泛。已取得治疗效果的有骨关节炎,银屑病,脉络膜新生血管,肝、肾和前列腺肿瘤,以及免疫功能失调等。

还有一种药物,通用名阿法骨化醇,即单羟维生素D、半活性维生素D。阿法骨化醇只需经肝脏一次羟化就能生成活性维生素D,无须加载于肾脏。故对肾病患者而言,阿法骨化醇就是前体性的骨化三醇,可完全代替骨化三醇使用。

5. 活性维生素D是双刃剑

由于骨化三醇纠正低血钙的能力强、效率高、反应快,已成为治疗肾性骨病、绝经后及老年性骨质疏松的一线药物。正因为是一个高性能药物,其不良反应更加引人注目。骨化三醇的主要不良反应就是高血钙,而且来得较快,发生率较高。有研究报告称,一组肾性骨病患者,接受骨化三醇治疗一个月,高血钙发生率38%。高血钙可表现为眩晕、恶心、呕吐、腹泻、肌无力、精神紊乱、烦渴、多尿、肾结石、软组织钙化、心律不齐等。这些反应和症状都不轻松,所以使用骨化三醇需有密切的监控,一旦血钙升高异常,立即停药处理,莫等到软组织钙化或长出了结石还无动于衷。

肾病患者接受骨化三醇治疗,通常在住院或血透条件下进行,所以对高血钙的监控比较规范而且及时,安全性高。而一般的院外治疗,如中老年骨质疏松症患者,自己就得多一分警觉。由于个体敏感性差异,高血钙发生的规律性不易掌握。骨化三醇在我国的临床广泛使用也是在2003年国产品上市之后,还有不少问题有待研究。

比如有一个问题:使用骨化三醇的同时要不要使用钙剂?就着这个问题,有三篇专题文章的答案各不相同。第一篇文章说,必须使用钙剂,而且每日1克。因为骨化三醇本身无钙,就是一种促进剂;第二篇文章说,不能使用钙剂,否则高效能的骨化三醇会引起高血钙。其言外之意是食物中的钙源已足,无须另外补充;第三篇文章从头到尾只说骨化三醇,完全回避钙剂的事。然而查阅临床报告,可见加钙与否的两种方案都在使用,只是要密切注意血钙变化。

总之,活性维生素D是一柄双刃剑,尤其中老年人,使用务必谨慎。

6. 降钙又补钙,不奇怪

有骨质疏松者致力于补钙,使用钙剂和维生素D,直补到血钙达标甚至超标,骨钙却无动静,骨质疏松仍无改善。直观的描述是:血钙未能转化成骨钙。

骨的代谢除了与钙剂和维生素D相关,还受两种功能相反的细胞的制约。一种叫作破骨细胞,通过骨吸收的方式消融骨质;一种叫作成骨细胞,通过骨形成的方式充实骨质。很显然,如果破骨细胞的作用超过成骨细胞,那么骨的消融超过骨的充实,一方面造成骨量减少,骨质疏松,另一方面反馈性刺激血钙上升。总的表现就是血钙高而骨钙低,骨质疏松仍然存在。沿着这条逻辑反向思维,不难形成解决问题的思路:抑制破骨细胞,减少骨的消融,堵住钙流的漏洞。果然一类新的补钙药物问世。这类药物的功能正是抑制破骨细胞的作用,使成骨细胞的作用相对增强,使疏松的骨质得以充实,同时反馈性让血钙降下来。简单地说就是降血钙、增骨钙。所以这类补钙药物可以称为降钙式药物。

有一种降钙式药物叫作降钙素,分注射剂、喷鼻剂两种剂型,必须在医生指导和监控下实施。还有一种降钙式药物叫作阿仑膦酸钠,口服,每日1次10毫克,具体说明参见B篇(优秀药物选列)。

7. 补钙的综合策略(各方案在临床均有应用)

对于中老年人的骨质疏松症,提供以下6种参考方案。其中的钙剂可自由选择,骨化三醇可用阿法骨化醇代替。总的要点是:从小剂量起试用,个体化动态调整,适时检测血钙,防止高血钙发生。

(1)钙剂 + 维生素D　　(2)骨化三醇单方

(3)骨化三醇 + 钙剂　　(4)阿仑膦酸钠单方

(5)骨化三醇 + 阿仑膦酸钠　　(6)阿仑膦酸钠 + 钙剂

有关钙剂和维生素D的具体说明,参见A篇(抗衰老药物精选)和B篇(优秀药物选列)。

C 02. 酸碱平衡方略

1. 酸和碱的概念

有一串名词概念,一度令人似懂非懂,不知所措:酸味和碱味、酸性和碱性、成酸性和成碱性、酸中毒和碱中毒、酸性体质和碱性体质等。

其中,成酸性与酸性同义,成碱性与碱性同义。而且,关于酸性体质和碱性体质的说法属于民间错误概念,并非医学生理学用语,应摒弃。这样一来,需要进行探讨的内容,条理就变得清晰了,那就是:酸味、酸性、酸中毒,及其相对应的碱味、碱性、碱中毒。按照对称性法则,只要明白两组当中的一组就行了。鉴于前一组中的"酸味"直观易懂,现在需要探讨的问题就集中在"酸性"和"酸中毒"了。

2. 酸碱中性点 pH 7.0,酸碱平衡点 pH 7.4

溶液的酸碱度用 pH 表示,pH = 7 为中性,pH < 7 为酸性,数值越小酸性越强。pH > 7 为碱性,数值越大,碱性越强。

pH 的定义是:溶液中氢(离子)浓度的负对数。这个定义有点深奥,但由此才知道,氢浓度为 1 千万分之一时,就是 pH = 7,溶液呈中性,非酸非碱。下面列出几个特殊的 pH 值,很有用处:

pH = 6.00 氢浓度 0.1 千万分之一　　酸性

pH = 7.00 氢浓度 1.0 千万分之一　　中性,酸碱中性点

pH = 7.35 氢浓度 2.2 千万分之一　　碱性

pH = 7.40 氢浓度 2.5 千万分之一　　碱性,酸碱平衡点

pH = 7.45 氢浓度 2.8 千万分之一　　碱性

正常人血液的 pH 值保持在 7.35 ~ 7.45,中心值 7.40,呈弱碱性。这里,对于 pH 正常值的看待不像血压那样,收缩压正常值 90 ~ 140 毫米汞柱,在此范围内每一点值都同等是最佳血压,并不看重 115 那个中心值。然而,对血液 pH,尽管在 7.35 ~ 7.45 范围内都算正常,但却强调靠近中心 7.40 更好。若偏离中心太多,不是强酸就是强碱,两边都危险。

我们说 pH = 7.00 表明溶液呈中性,非酸非碱,这是对各种溶液化学性质的广义的界定。而就 pH = 7.40 定义为酸碱平衡点,是仅仅针对人体血液的生物化学特征而言。这平衡点对人体是最佳点,亦取决于正常生理的结果。酸碱平衡点是个碱性点而不是酸碱中性点,这说起来似乎纠结,但这是人体血液化学性质的现实,天生就弱碱性而非中性。

3. 酸碱平衡的现状

血液 pH 在 7.40 这个平衡点附近最好。若 pH < 7.35,表明酸趋势,为酸中毒;而 pH > 7.45,表明碱趋势,为碱中毒。

一份医学调查报告表明,20 ~ 29 岁的健康青年人,其 pH 值都集

中在7.40，个体差异极小；80～89岁的健康老人，pH值都集中在7.37，非常稳定。另一份营养学报告警告说，在普通人群，即便是宽大的正常值范围7.35～7.45，也只有10%的人达标，而有多达60%的人pH值徘徊在7.35及以下。这简直是亚健康状态掩护下的酸中毒。须知即使pH值在正常边界7.35，只比中心值7.40减少0.7%，但酸性却增强13%，这数据多么惊人！所以说不少人处于酸中毒状态，并非危言耸听。

4. 食物的酸碱性

人体pH值的大小决定于体内物质的性质。体内酸性物质主要有碳酸、氨基酸等，体内碱性物质主要有碳酸氢钠（小苏打）、氨和胺类等。至于从外部摄入的食物（包括药物等），其酸碱性质由代谢后物质的性质决定，而不由它原来的味道决定。须知谷物和肉类，如大米、面粉、牛肉、鱼虾，以及蔗糖、汽水、阿司匹林，在体内都代谢成碳酸和氨基酸等酸性物质，故这类食物都是酸性食物。水果、蔬菜、海藻、小苏打，在体内都代谢成碳酸氢盐等碱性物质，所以是碱性食物。

维持酸碱的平衡，如同维持心跳和呼吸，是维持生命的必要条件。体内酸物质和碱物质时刻都对pH施加巨大影响。如果放任自流，抑或偏酸，抑或偏碱，会让生命处在风雨飘摇之中。所幸人体生理调节能力，总是把pH及时拉回7.40，实现酸碱平衡。

5. 碳酸和小苏打维持酸碱平衡

体内维护酸碱平衡的主要物质是碳酸和小苏打，这既是一对无生命的酸碱物质，又是制衡对方势能的工具。而且它俩的存量还动态保持着1对20的比例。若pH值表现偏小，意味着酸强碱弱，这时一方面碳酸分解成酸性的二氧化碳，通过肺部呼出体外，另一方面，肾脏加强对碱性小苏打的回收。如此丢酸保碱，使pH值迅速回到中心，令人体动态地保持酸碱平衡。若pH值表现偏大，意味着酸弱碱强。这时一方面二氧化碳与水结合成碳酸以补充酸的不足，另一方面，肾脏加强对碱性小苏打的排出，实现补酸丢碱，保持酸碱平衡。

6. 酸中毒和碱中毒

不良的生活习惯和不正确的动作、方法，可能造成酸碱失衡。有人贪图美味，肉类甜食丰厚，不吃果蔬，不做运动，体内积蓄过量酸性物质。身感倦怠乏力，成天昏昏欲睡，知觉迟钝，头痛胸闷，这就是明显的酸中毒，不妨查一查 pH 值，可能比 7.35 还低。

有一位“功夫大师”，自称会益力精妙气功，方法极简单，老少皆宜，就是教你调整呼吸，坚持进 3 出 4，即吸 3 下，呼 4 下，吐尽废气浊气，体力自然新生，云云。一众追随者苦修苦练，不少人竟练得头昏眼花、耳鸣不止。何故？这就是典型的碱中毒。因为将体内酸性的二氧化碳过量排出，导致酸弱碱强，pH 值可能超过 7.45。

7. 了解自身酸碱平衡状况

人们在医院体检，血生化报告中有一项指标名叫二氧化碳总量（TCO2），其正常值是 21～29 毫摩尔每升，通过它可以大致了解身体酸碱平衡的状况。首先，数值若为中心值 25 最好，表明酸碱平衡。而偏向两端都不好。

（1）假若数值小于 21，可能有以下两种情况：

第一种，代谢性酸中毒。集中表现为碳酸氢钠减少，酸强碱弱。这种情况最多见，如缺氧产生乳酸，糖尿病酮症酸中毒，肾功能不全排酸障碍，腹泻丢碱，等等。

第二种，呼吸性碱中毒。集中表现为二氧化碳呼出过多，酸弱碱强，这种情况较少见。如过度换气深呼吸。

（2）假若数值大于 29，可能有以下两种情况：

第一种，呼吸性酸中毒。集中表现为二氧化碳呼出不足，酸强碱弱。这种情况常见于肺功能障碍者，如肺气肿、肺心病、慢阻肺、支气管哮喘等。

第二种，代谢性碱中毒。集中表现为碳酸氢钠增加，酸弱碱强，这种情况较少见。如过量服用碱性药物。

8. 同时发生酸中毒和碱中毒的特例

一般来说，pH值是反映酸碱平衡的重要指标，这话不错，但欠严密。因当pH值正常时，还不能肯定酸碱平衡无问题。例如上述代谢性酸中毒，是碳酸氢钠绝对减少，碳酸相对增多造成。但生理性追求平衡的机制，经过一番复杂的代谢，竟以碳酸的绝对减少为代价，即以碱中毒为代价，代偿性地实现了新的平衡。看起来pH值回归正常，而酸中毒依然存在，这叫作代偿性代谢酸中毒。由于碳酸氢钠和碳酸两者存量双双下降，机体可能遭遇更大的风险。所以，当病人pH值正常而体征不正常时，就应考虑更深刻的原因，是否酸中毒和碱中毒已并存一身了。

9. 小结酸碱平衡

(1)强调水果蔬菜是碱性食物

其实水果蔬菜既含酸物质，又含碱物质，而它们的口感酸味可能掩盖它们的碱性本质。因为水果蔬菜在体内代谢的最终结果是酸弱碱强，如苹果酸钾和柠檬酸钠，均为弱酸强碱性盐类。代谢中，一方面有机酸根经氧化生成二氧化碳，这是较弱的酸性物质；另一方面所余钾、钠离子都是著名碱金属离子，进而生成碳酸氢钠一类相对较强的碱性物质。总体上的碱性地位得到了确立。这个道理若不讲清楚，会让人半信半疑。

(2)厘清概念，谨防上当

酸味，仅指口感，不决定物质的性质。酸性，等同于成酸性，均指代谢后物质的性质。酸中毒，指血液酸性太强，pH值小于7.35。酸中毒是一种短期疾病症状，经治疗可以痊愈(碱系列情况与之对称)。

有一种说法，叫作酸性体质(相对碱性体质)。这种说法是错误的。有人鼓噪所谓“酸性体质危险性”，违背科学原理，随意编造事实，借此推销所谓碱化保健品，是个骗局，不要上当，把正常酸碱平衡打破。

(3)改造食谱,加强运动

鉴于普通人群中好些人都存在隐性的酸中毒,所以改造食谱就成为当务之急。总量上要把主食脂肪、淀粉、蛋白一齐下调,因为这些主食全是酸性食物,增加水果蔬菜和适量膳食纤维,而配比上则重点减少脂肪和糖类。但这样做对肾病患者不利,因为肾病患者需重点减少蛋白,所以可以把淀粉提升上来。膳食结构的调整是一项长期的系统工程,还需要同不良习惯做斗争。但为了保持酸碱平衡,维护生命的质量,作这样的变革就完全值得。

还有,必须加强运动。运动是最有力、最高效、最安全的减酸方式。因为受运动驱赶起来的活跃细胞急需能量消耗,而第一时间供应燃烧的物质正是酸性最强的脂肪酸颗粒。坚持运动既减肥轻身,又保持酸碱平衡,两全其美,何乐不为!

(4)酸碱平衡,各人要有自知之明

糖尿病患者因胰岛素不足,升糖激素异常增高,易由感染、精神等应急因素诱发酮症酸中毒。但初期症状不明,仅有口渴、多尿、乏力、体重减轻等,此时需要警觉,及时就诊治疗,以免病情恶化。

肾脏病患者因排酸功能障碍,代偿能力差,一旦失衡易发生代谢性酸中毒。所以要精心防范。对食物和药物的酸碱性质,先综合平衡一番,以减少失衡的机率。除了酸碱外,还须全面顾及电解质如钾和钙,做到心中有数,以保平安。

肺功能障碍患者,因气道阻塞,排气不畅,二氧化碳潴留,容易发生呼吸性酸中毒,且来势迅急,反应强烈。平时准备的重点是对急性发作的防治,备好家庭药箱,包括抗感染药和平喘药,尤其是气雾剂。做到有把握的尽早用药,不耽误宝贵的时间。

溃疡与胃炎患者,因长期大量服用抑酸抗酸药物,致使宝贵的胃酸被中和甚至灭失。久而久之,就形成代谢性碱中毒。此时应当减少或停止抗酸药的使用,胃酸会慢慢恢复。如果胃壁细胞长期受到抗酸药抑制，可能造成萎缩性胃炎，完全没酸了，就成了自发性碱中毒的根源。

(5)奶碱综合征的教训

以前有一种病叫作"奶碱综合征"，其主要表现为高血钙、碱中毒、肾功能不全。其中因肾功能衰竭而至死亡者亦不少见。该病当时集中发生在溃疡病患者住院病区，他们长期接受大剂量碳酸钙(或磷酸钙)抑酸治疗，并以牛奶软食作食疗配合。其中一些人相继出现高血钙、碱中毒和肾功能不全三联征。当时认为牛奶和碱性药物是引起三联征的原因，故名奶碱综合征。现在看来，该病与牛奶没多大关系，就单一碳酸钙也足以致病。因为碳酸钙既是高钙剂，又是碱物质，如果长期大量使用，易导致高血钙和碱中毒，进一步发展就是肾功能不全。

回到现实中来，当前碳酸钙的用途已有别于过去，现主要用它作钙剂治疗骨质疏松。一些补钙药，如钙尔奇、盖中盖、朗迪等，其主要成分都是碳酸钙。于是，问题来了。人们可能只看到碳酸钙补钙的一面，却忽略了它碱性的一面。如果长期过量服用，会不会让奶碱综合征的历史重演？考虑到使用者大多长期服用，所以提出的警告是，用量不宜过大。在说明书规定范围内，每日0.5~1.0克，就不必担心碱中毒的发生。

(6)小苏打的妙用

小苏打(碳酸氢钠)，既是食品(添加剂)，又是药品，更是体内的天然碱储备，其安全可信度较高。如果感觉pH偏酸，一时又无条件作血液监测，不妨小剂量服用小苏打，每日1片0.5克，断断续续，不拘规则，亦属安全。还有龙胆苏打片和大黄苏打片，都是小苏打的复方药物，增添了苦味健胃和清热通便的作用。

C 03. 改善微循环方略

1. 神奇的微循环

身体由数十万亿个细胞组成,一个细胞就是一个生命活体。这么多细胞分居身体的各个部位,依靠川流不息的血液为它们送来养料并带走垃圾。可见血液循环是细胞和机体的宝贵生命线。四川青城山道人李青莲活了154岁,尸检发现循环系统无异常,五脏六腑无病变,说明血液循环这条生命线对保持身体健康意义十分重大。

血液循环的宏观模式(即体循环)比较简单:心脏—动脉—微血管—静脉—心脏。但其中由微血管形成的微循环的模式却精细而复杂。微血管按血流方向的构成是:微动脉——毛细血管——微静脉。中间的一段毛细血管是物质交换场所。毛细血管单线合计总长度12万公里,可绕地球3周;直径仅数微米,比头发丝还细很多很多。毛细血管壁上开有直径数纳米的极细小孔,这些小孔有选择地让物质进进出出。当微动脉中的富氧血流入毛细血管,这些小孔就按照系统指令精确地滤出物质(如氧气、养料和水),同时吸入物质(如二氧化碳、中间产物、垃圾和水),这时血液变成了缺氧血,进入微静脉再加入大循环。微循环是一个神奇的血液世界。

2. 微循环障碍是百病之源

遍布全身的微循环系统数十年如一日分秒不停地忙碌着,也会老化,也会出问题。如果微循环出现障碍,相应器官就会产生疾病。

肾脏的微循环负责排泄血液中的毒素和多余物质。百万个肾小球毛细血管每天滤过的原尿液达180升(约180千克),而人体排出体外的终尿液却只有1升多。这是因为99%以上的原尿液在途中又被百万条肾小管吸收回来。由于肾脏微循环具备这种"先滤出后吸收”的神奇功能，从而完成去劣存良的艰巨任务。如果微循环出现故障，就可能发生肾病。如不该滤出的蛋白被滤出了，该回收的葡萄糖收不回来，血液中滞留的肌酐排不出去，等等，轻则机体功能减退，代谢失常，严重则威胁生命，需行透析。

人的脑细胞十分脆弱，损伤后难以修复，无法再生。若供血中断几分钟，脑细胞的损害就不可逆，以致危及生命。脑中还有独特的“血脑屏障”，这是微循环为保护最重要器官脑而设置的无形屏障，借助信息识别和调控，把多数陌生的和有害的物质拒之门外。不然的话，血液中携带的有毒物质，随时都可能对脑造成损伤。若脑的微循环出现障碍，后果可能很严重。如CT查出“腔梗”，即腔隙性脑梗死，这是微循环出现梗阻的早期现象，继而可有脑缺血、脑萎缩发生。颈椎病也可以通过交感神经影响微循环，进一步造成血管痉挛，供血不足。

胃肠道管腔全长约8米，其中各类细胞的分布都与血液循环网络交织。良好的微循环能保障消化吸收功能正常进行，为机体健康奠定物质基础。如果微循环发生障碍，导致胃肠黏膜缺血，会直接产生三种不良后果：一是降低消化吸收功能，影响食欲；二是不利于溃疡和胃炎等病变组织的修复，使疾病经久不愈，反复发作；三是诱发或加重胃肠黏膜的病理性增生或萎缩，进而导致癌变。

微循环障碍引起的病症还有很多，如肝脾肿大、肝炎肝硬化、门静脉高压、肺气肿、肺心病、肾功能减退、耳鸣耳聋、眼底病变、视网膜炎、脉管炎、静脉炎、肠胃萎缩、胰腺炎、周围神经病变、雷诺综合征、间歇性跛行、下肢溃疡、浮肿水肿、风湿麻痹、手脚厥冷等。

3. 树之枯萎，起于枝叶

血液循环的全部，可以叫作体循环。其中宏观部分是大循环，微观部分是微循环。微循环与大循环的关系有点像枝叶与树干的关系。如果大循环发生障碍，一定累及微循环。比如冠脉造影，如见宏观堵塞，下行缺血，则远端成千上万的微血管此时缺血必已发生，只是没显示出来。反过来，如果微循环发生障碍，则不一定立刻影响大循环。比如慢性肾病，其肾的微血管一开始就出问题，肾单位一个接一个衰竭，但大循环可暂无异样。事实上，微循环障碍的发生，除了上面列举的一系列病症，常常还有更广泛的、隐蔽的、缓慢的、症状不突出，特征不明显的衰弱感和不适感，即通常所说大病不出小病不断的亚健康状态。尤其中老年人，随年龄增加，机能衰退，器官老化，进行性微循环障碍的发生，已经成为必然趋势。树枯起于枝叶，正是这个道理。那么，用怎样的办法来克服微循环障碍呢？

纵观医学发展的历程，关于微循环的系统研究及其应用已有40年历史。在这期间，建立了若干基础理论，制定了某些疾病的临床方案，开展了甲襞和眼球结膜的光学检验方法，还创办了权威学术刊物《微循环学杂志》。但遗憾的是，微循环障碍一直未能被定义为一类独立的系列疾病，其对症治疗便成了问题。当然，其中的原因也很清楚，微循环和大循环本属一体，其病理生理有着大量交集，而症状和机理的重复性也使它们无法截然分开。亦像树干和枝叶，虽有本末之分，但无独立之能。

看来，对待微循环障碍问题，中老年人还需要自力更生去解决它。一方面实行洪氏倡导的合理膳食、适量运动、戒烟限酒、心理平衡的科学的生活方式，为健身祛病打下好的基础。与此同时，积极寻找改善微循环功能、克服微循环障碍的优秀药物。

4. 改善微循环药物寻觅记

对于中老年人群，药物选择标准很清楚：疗效确切、作用平缓、副作用很小、安全性很高、适合长期使用、简单方便、容易购买、价格不高。

怎样寻找呢？不去深山老林、悬崖峭壁，也不找祖传秘方、奇特新药。而是在两千多种已载入药典并被国家食品药品监督管理总局

（CFDA）批准的中西药品里面去寻找。可是，按现有的分类，在2100种西药的83个类别以及530种中药的21个类别，总共104个类别中，找不到“微循环”类别。只好改弦易辙，根据微循环系统的生理病理特征，拟出相关的多个关键词，就可以把工作进行下去。这些关键词是：抗血凝、抗血栓、抗血小板聚集、抗白细胞粘附、促红细胞形变、促纤溶酶活性、舒缓扩张血管、解除痉挛、活血化瘀、行气通阳等。

寻找药物的过程，是一个学习的过程，也是一个发现问题的过程。这些过程反过来又促进了寻找的进度和准确度。例如，尼莫地平，开发之初这个药的预期是降血压，后来发现降压作用较小，而选择性透过血脑屏障改善脑供血的效果明显，并有保护和促进记忆的作用。从改善微循环的要求来看，尼莫地平是一个好的选择。还有，中药三七，是中医传统的止血药，而现代研究又强调是活血药。并有大量文献实验报告证明三七能扩张冠脉，抗心肌缺血，等等。同时又赞扬三七的临床止血效果，对上消化道出血、支气管咯血、尿血、眼前房出血、颅内出血等，都有良好的止血效果。可是在文献里却很少找到关于三七止血作用的研究报告。这个矛盾现象令人担心，从三七强大的止血作用看，万一这是基于促进血小板功能呢，岂不有损于微循环。所以，在没弄清楚这个问题之前，还是把它排除吧。

根据拟定的目标关键词，总共发现约六十种接近要求的药物。从中筛选20余种作入围参考，名单如下：丹参、黄芪、当归、烟酸、川芎嗪、辅酶A、葛根素、红花油、吡卡酯、曲克芦丁、灯盏花素、尼莫地平、氟桂利嗪、倍他司汀、双嘧达莫、三磷腺苷、阿司匹林、氯吡格雷、曲美他嗪、三七皂苷、胰激肽原酶、阿魏酸哌嗪、银杏叶提取物、单硝酸异山梨酯、己酮可可碱、烟酸占替诺。

这份清单，当然太大。按照最初条件的要求，再经过多次反复筛选，最后选定四种，它们是：

阿魏酸哌嗪、胰激肽原酶、黄芪、尼莫地平。

5. 药物使用要点

(1)依次每一种药小剂量单独试用3天,观察有无过敏或不适,以作取舍。

(2)黄芪采用成品黄芪片、黄芪颗粒或黄芪粉末,干净卫生,便于计量。

(3)4种药物可任选搭配,也可4种联合使用。每日2次。

(4)每种药都从最小量起用,每过一周增量1次。至中量为宜。

(5)每日最高限量:阿魏酸哌嗪400毫克,胰激肽原酶480单位,尼莫地平60毫克,黄芪颗粒2包或黄芪粉末12克。

这几种药物的具体说明,参见B篇(优秀药物选列)。

C 04. 感冒病自疗方略

1. 感冒即上呼吸道感染

感冒,俗名伤风,是上呼吸道感染系列疾病的总称,故又简称上感。其病原主要是病毒和细菌,如流感病毒、冠状病毒和溶血性链球菌、肺炎球菌等。约七成感冒是由病毒引起,另三成为直接细菌感染或病毒感染后的继发细菌感染。一般说来,细菌感染的病情,比病毒感染严重,患者的痛苦也大些。细菌感染可致白细胞计数升高,病毒感染则可致降低,这是二者可相区别的一个指标。感冒的病因通常是受风受寒,过度疲劳。因这时人体免疫力大幅下降,无法抵御病毒和细菌的侵袭。感冒是常见多发的急性感染性疾病,可对中老年人尤其心脏病、肾脏病和慢性阻塞性肺疾病(COPD)患者,造成不小的威胁。故老弱者首先须重视预防,避受风寒,勿过劳累。

2. 并发症鉴别至关重要

若发生感冒,首先要判断是否存在并发症。这是指:化脓性扁桃腺炎、急性咽喉炎、支气管炎、肺炎、鼻窦炎、中耳炎、心内膜炎、蜂窝组织炎等。如有这些并发症，常提示细菌感染存在，必要时需使用抗生素。如青霉素类的阿莫西林，头孢菌素类的头孢丙烯，大环内酯类的阿奇霉素，喹诺酮类的环丙沙星等（药物的具体说明详见B篇）。老人若患感冒，特别是高龄或既往体弱者，其并发症的鉴别至关重要。如发病迅急，有高热、疼痛及衰弱萎靡者，示病沉有中毒现象。因家庭医疗条件不足，需入院就诊。近年来，老人因感冒并发肺炎而不治者，似有增多情况，当以为鉴。

3. 感冒可以不药而愈

没有并发症的单纯型感冒，多系普通病毒感染，属于自限性疾病。无须用药（对病毒也常无药可用），通常5～7天可自愈。此间需注意休息，多喝水，饮食清淡，空气流通。一般感冒的临床表现主要是发热恶寒、头痛身重、咽喉不适、鼻塞流涕、清痰咳嗽等。这些症状，若属轻微，可不予理会，过几天就好了。若症状明显，使人感到很难受，可酌情使用抗感冒药于以缓解。注意，这里所谓抗感冒，不过指缓解症状而已。因为对于作为感冒病原的病毒和细菌来说，这些药均无抗击的能力。而且“抗感冒”一说，在药物学中亦不存在相应的抗感冒药类别，权作“抗感冒症状”来理解。实际的分类，全都划入解热镇痛药范畴。

4. 酚麻美敏最常用

就感冒症状而言，对症的药物大致有4类。针对发热头痛（这是主症），采用解热镇痛药，如对乙酰氨基酚、阿司匹林、氨基比林；针对鼻塞不通，采用血管收敛药，如伪麻黄素，或外用麻黄素溶液滴鼻；针对咯痰咳嗽，采用中枢性止咳药，如右美沙芬；针对过敏性鼻炎的喷嚏流涕，采用抗组胺药，如氯苯那敏（扑尔敏）。

当前市售的经国家食品药品监督管理总局（CFDA）认证的抗感冒症状药物超过70种，且全为复方制剂。纵观这些方剂的构成，均含有一种解热镇痛药,用得最多的是对乙酰氨基酚。至于配伍,均选自上述的后 3 类药。有的配伍只选 1 种,有的配伍却选 2 种或 3 种。

面对 70 多种抗感冒症状药,购买时须持有两个“明白”。一明白自身的症状,二明白药物的类型。首先,所有品种都含有解热镇痛药,如对乙酰氨基酚(酚),这无须选择。若鼻塞难受,需选含有伪麻黄碱(麻)者。如欲止咳,需选含有右美沙芬(美)者。如喷嚏流涕不止,需选含有氯苯那敏(敏)者。为免去挑选时的犹豫不决,干脆买四合一得了。事实上药厂早就考虑到这个问题,四合一、三合一的产品现已占一半多。如有一种药叫酚麻美敏胶囊,这名字就直截了当宣布其酚、麻、美、敏四合一的身份。这是当前抗感冒症状药物的典型代表。酚麻美敏,容易记住。

5. 警惕用药过量

常见的抗感冒症状的药物有:酚麻美敏、美扑伪麻、解热止痛片、复方扑热息痛、酚咖颗粒、新速效感冒片、快安感冒液、安度芬、银得菲、代尔卡、雷蒙特、加合百服宁等。这些药物的配方大同小异,在规定剂量下使用是安全的。而且感冒药只需服用三四天即可,故不致造成毒性的积蓄。

注意到组成抗感冒方剂的几种药的安全剂量的阈值都不高,如果用量偏大或时间偏长,都可造成不良反应或机体功能的损害。如其中的扑尔敏,可能造成胸闷、虚弱感、心悸、瘀斑和出血倾向;右美沙芬属于吗啡类左吗喃甲基醚的右旋异构体,可造成头晕乏力、腹胀便秘、胃肠动力减弱。伪麻黄碱可造成头痛、兴奋、失眠,且为甲亢、糖尿病、高血压所禁忌。对乙酰氨基酚是主药,可造成粒细胞缺乏、血小板减少和贫血,严重的肝损害以致昏迷、死亡。

在实际中有人盲目多药联合使用,形成巨大的风险。如泰诺片和日理达胶囊,看似两个不同的药物,名称不同,剂型也不同。其实它俩完全一样,从注册名称即可看出真谛,一个叫泰诺酚麻美敏,一个叫日理达酚麻美敏,都是"酚麻美敏"。如果两药合用,无异于4种药用量全都翻倍,其危害性就不止翻倍了。还有一类以阿司匹林为主药的抗感冒症状药,每粒含阿司匹林400毫克,一日用量可为8粒,这用量已经够高了。假如误把这样两种成分相同而名称不同的药物合用,其阿司匹林一日用量可高达6400毫克,这对于抗凝的"拜阿"每日1片100毫克的用量来说,已达64倍之巨,这数字可谓十分惊人。还有一种情况是误把两个主药不同的药物合用,造成同时服用两种解热镇痛药的结果,这如同将对乙酰氨基酚和阿司匹林的毒副作用叠加起来,害处就会加大。所以切忌盲目多药联合,以免用药过量。

6. 特殊情况的药物调整

感冒症状有时会出现一些特殊情况,于是超出酚、麻、美、敏药系的适应证范围。这时需行调整,做到辨证施治,对症下药。

如果流感病毒感染症状较明显,且有相应证据(如本区域流行),需尽早使用奥司他韦(达菲)或利巴韦林(病毒唑)。如果中焦湿阻,恶心呕吐,此属胃肠型感冒,使用藿香正气丸可获速效。如头痛和全身酸痛明显,系风寒渗入腠理肌肤,使用辛温解表重剂如九味羌活丸可得缓解。如畏寒发热,溺赤便秘,说明外寒内热(寒包火),表里俱实,可用防风通圣丸解表通里、清热排毒。如症见咳嗽,日轻夜重,可用通宣理肺丸宣肺解表。如果鼻塞流涕症状明显,迁延不愈,反复发作,则非典型之感冒病,可用辛夷苍耳鼻炎丸,疏风通窍,清热消炎。如表虚自汗,怕风怕冷,似病非病,则不宜轻易解表发汗,以免雪上加霜,可用玉屏风胶囊(含黄芪、白术、防风),益气健脾,扶正固表。

C 05. 高血压自疗方略

1. 静息血压的主体性

通常说的血压，均指静息血压。测量时，被测量者外在坐姿平静，内在心情平静。这样测得的血压才算合格的静息血压。可是，有白大衣高血压者(WCH)，虽然外在平静，但见了白衣大夫，便内心紧张，血压忽然升高，故所测血压不算数，必须内在外在都平静才行。

由于静息血压只是通过几天数次的测量而确定，假如测得血压是130毫米汞柱，那么这个数值能不能代表全天候的常态？生理学原理表明，人在平常生活状态下，如办公、谈话、读书、看电视、玩手机、行走、娱乐、交易、进餐和睡眠时的血压都会稳定在这个130毫米汞柱附近，波动幅度不会很大。从时间分布来说，其总共占比达99%以上。虽然血压值仅仅由几个时间点的测量而确定，但是人们都毫不怀疑地认定这是自身持续血压的主体数值。若进行动态血压监测(ABPM)，连续24小时共测得48次数据构成全天血压走势波线图。这波线会与静息血压散点线基本吻合，使静息血压的主体性得以验证。如果测得静息血压是180毫米汞柱，意味着全天时血压高值，于是高血压确诊无疑。人们熟悉的140毫米汞柱，那是静息血压正常值的上限。

2. 非静息血压的安全性

即便一个没有高血压病的人，在正常生理范围内，血压有时会发生短暂的大变化。如运动、紧张、恐惧、骤冷、暴食、暴饮都可能使血压升至很高，而饥饿、失水、骤热、感染、中毒则可能使血压降至很低。这时血压称为非静息血压。从血压升高方面看，非静息血压可能超过甚至远远超过140毫米汞柱。那么，非静息血压的正常值的上限又是多少?

这里以运动血压为例。九十年代关于运动血压的研究表明,运动中血压升高的最高点若在210毫米汞柱之内,属于正常生理反应。若在210毫米汞柱以上,则定为运动高血压(这个指标尚未统一,还有取230毫米汞柱和240毫米汞柱的)。也就是说,在运动条件下,非静息血压正常值上限是210毫米汞柱。这数据来自多中心研究,并有相关生理监控作依据。从这数据出发,可以说明几个问题:

(1)在应激情况下,心脏血管承受不超过210毫米汞柱的血压,是安全无损的。此属生理适应能力的常态,是一种天赐的特质。事实上每个人都不时经历着血压高值的体验,只不过未察觉罢了。

(2)非静息血压的主要特征是:短暂性、偶发性、一过性。从时间分布来看,占比不足1%,这与作为持续血压主体的静息血压相比较,其对心脏血管的影响和作用微不足道,在210毫米汞柱以内是安全的。

(3)对于非静息血压正常值的上限210毫米汞柱,应当有一个科学的直观设想,才不致囿于静息血压的140毫米汞柱而错执偏见和恐惧。比如设想百米竞赛的起跑瞬间,高度紧张,心跳加速,肾上腺素分泌增强,血压飙升,非此不能备足如炮弹射出时所需的巨大能量。而且这种训练和赛事于运动员天天发生,血压多次升高。可这是健康的、正常的、安全的。

(4)偶测得非静息血压(如愤怒时)为180毫米汞柱,不能够随意说成病理性血压波动,更不能误判为高血压。有人偶测得血压高值,便盲目惊恐,促使血压更升高,恶性循环,将本来的一过性血压高值,当成高血压病做出误判,弄假成真。正如那个白大衣高血压者,尽管白衣大夫对他测得血压如170毫米汞柱,也不能贸然做出高血压的结论。尚待排除非静息血压的不确定因素。

(5)诸多运动,有的强度大而时间短,如举重、拳击;有的强度小而时间长,如马拉松;更有强度大而时间长的,比如足球。这些都符合生理自然条件，趋向平衡。长期的体育锻炼，让心血管变得更健康，更富有弹性，血压更加稳定，安全性更高。

3. 获取正确血压数据

如果你于同一时间段测量了几次血压，得到几个不全相同的数据，那么其中哪一个是你的正确血压？回答是否定的，哪一个都不是。你的正确血压应该是这几个数的平均数！请记住平均数。有人不自觉地在几个数中去认定一个自己喜欢的数，这种主观偏见自欺欺人，是有害的。

由于短时间内的数据不能反映生理的稳定状况，一般需要 3～7 天时间。如采用 5 天测量法。具体操作是：每天定时测量 3 次，记录 3 个数据（含舒张压就是 3 对数据），连续测量 5 天，共记录 15 个数据，这 15 个数的平均数就是正确血压数据。有时若出现个别数离散度太大，可如同比赛评分那样，去掉一个最高和一个最低的，其余 13 个数的平均数即为正确血压数据。如今医生对高血压病的诊断都必须以非同日至少三次测量数值的平均值为依据，才能做出正确的判断。

今后在讨论中，凡提及血压值，若非特别说明，均指正确血压值。当你参与会诊时，拟订方案时，更换药物时，增减药量时，都需要以正确血压值为依据指导你的行动。

4. 何谓正常血压、最佳血压

按统一标准，收缩压的正常值范围是 90～140 毫米汞柱。现假设有三人血压分别为：李某 95 毫米汞柱，张某 115 毫米汞柱，王某 135 毫米汞柱。问他们的血压谁正常，谁最佳？答曰：他们都正常，都最佳。不能说李某偏低，王某偏高，也不能说张某居中最好。因为他们都在正常范围内，又被遗传基因安排在最适合自己的那个位置。现在假设王某的血压从 135 下降至 95，问：正常吗，好不好？答曰：不正常，也不好。因为动态地看，在正常范围内大幅度下降 40 毫米汞柱，降比近30%，明显影响正常生理，可能造成某些器官如脑的供血不足。

结论：如果你的血压值稳定在正常值范围内的一个位置，那就是你的正常血压，也是最佳血压。

5. 美国新闻一则

2014年美国高血压指南（JNC8）就血压正常值范围颁布最新修正案。仅就60岁以上人群的收缩压上限提高为150毫米汞柱，其余不变。这样一来，血压正常值范围在普通人群仍然是收缩压90～140毫米汞柱、舒张压60～90毫米汞柱，而在60岁以上人群则是收缩压90～150毫米汞柱、舒张压60～90毫米汞柱。

为什么会提升老人收缩压指标到150毫米汞柱？其实，准确地说，这不算提升，倒是一次良性的回归。早些时候，血压指标取自与年龄相关的经验公式（年龄＋90），60岁老人的指标上限正好150毫米汞柱。因为随着年龄的增长，血管渐渐硬化，血压便相应性地适度增加，这本是人体循环系统的天然代偿，一种良性的自适应能力。后来变成老中青一刀切都是140毫米汞柱，反而忽略了年龄因素的影响。在实际中，亦发现有老龄患者因降压过猛过快而引起心慌、头昏等缺血症状。总之，降压速率宜适度，循序渐进，宁浅勿深，不可矫枉过正。

6. 高血压的警示

血压的正常值范围是收缩压90～140毫米汞柱、舒张压60～90毫米汞柱（严格讲是收缩压90～139毫米汞柱、舒张压60～89毫米汞柱）。若达超上限，则确诊为高血压病。达140毫米汞柱以上为一期，达160毫米汞柱以上为二期，达180毫米汞柱以上为三期高血压病。

警示：有高血压病而不服药治疗将减寿20年；服药不当，减寿10年；无高血压也服降压药，减寿5年。

若确诊为原发性高血压病，必须长期服药，不得马虎。有人当高血压为感冒病，用药随用随停、随多随少，造成血压长期波动不稳，甚是有害。有人为预防而吃药或被误诊而服降压药，这都是有害的。

7. 六类降压药之选择

降压药主要分六类，其简单记法是：沙坦类、普利类、地平类、唑嗪类、洛尔类、利尿类。这药物排序适合中老年人优选顺序，排第一的为最好。

沙坦类属于血管紧张素Ⅱ受体拮抗剂，如氯沙坦。其降压效果良好，药力平缓，每天一次，适合各型高血压，不良反应很少，兼有保护肾脏作用，是新型药物，可作中老年患者首选。但价格较贵。个别人可出现血钾升高。

普利类属于血管紧张素转换酶抑制剂，如依那普利。本品优点与沙坦类相近，价格不贵，可基本代替沙坦类。但有引起持续干咳的副作用，此为一大缺点。

地平类属于钙通道阻滞剂，如硝苯地平。价格便宜，也是降压好药。但有的可引起头痛、面红和水肿，这时可改用左旋体，如左旋氨氯地平，以除弊端。

唑嗪类属于 α 受体阻滞剂，如特拉唑嗪。兼有解痉前列腺和降脂作用，适用于前列腺增生和血脂偏高的高血压患者。价格较贵。

洛尔类属于 β 受体阻滞剂，如美托洛尔。本品有明显减慢心率的作用，适用于心动过速和心功不全的高血压患者。一般需谨慎，尤心动过缓者不宜。它还可升高甘油三酯，减少高密度脂蛋白，此亦不利。

利尿剂降压药，如氢氯噻嗪。本品常作较高血压治疗的辅助药，可引起电解质失衡，还可升高总胆固醇，加重痛风症状。中老年患者需慎用。

8. H 型高血压比例惊人

H 型高血压的全称是：伴有高同型半胱氨酸血症的原发性高血

压，亦即高血压合并高同型半胱氨酸。高同型半胱氨酸血症的指标为血浆中同型半胱氨酸水平（Hcy）达到15微摩尔每升以上。我国高血压患者中，H型高血压约占75%，这是个惊人的数字。

高水平的Hcy一方面升高血压，一方面损害一氧化氮所致血管舒张。与原发高血压协同作用，产生1+1大于2的负面效应，危害性大大增加。H型高血压患者心血管事件发生率为普通高血压患者的5倍，为正常人的27倍。

高水平Hcy的原因有三个。其一是遗传因素，我国人群Hcy高水平相关基因携带率约为25%，远高于西方国家13%的水平；其二是蛋氨酸代谢障碍；其三是缺乏叶酸等维生素。这三条中，第一条无法改变，但第二、三条是可以改变的。

H型高血压的治疗原则包括两个方面。一方面减少富含蛋氨酸食物的摄入；一方面服用常规降压药加叶酸。常见的富含蛋氨酸的食物及其含量如下：墨鱼1507单位、虾米1494单位、酪干1362单位、扇贝1280单位，参照物人乳17单位。药物方面，现有一种针对H型高血压的复方制剂依那普利叶酸片（依叶片），将降压药依那普利与叶酸合在一起，使用更方便。或在原有降压药之外加用叶酸，每天大约1毫克。

9. 降压的最佳目标值

高血压病需要进行降压治疗，但必须设定最佳目标值。一般情形设定为125～135毫米汞柱，也就是说经过治疗血压应该在这个范围。假若患者原收缩压170毫米汞柱，治疗后降到134毫米汞柱，在目标范围内，完全达标，很满意。

现在的误区是，有的只设定了目标值的上限135毫米汞柱，即通常所说“降到135毫米汞柱以下就行”。这样后果可能很严重，假若一患者原血压170毫米汞柱，服药后降到95毫米汞柱，看似达标，实则不可。因为血压下降太多，下降44%，一些器官可能发生缺血，效果适得其反。所以，必须设定区间范围，有上限也有下限，让治疗后的血压值落在这个区间之内。对糖尿病或肾病患者，其收缩压最佳目标值根据需要可设定为 120 ~ 130 毫米汞柱。

10. 科学大胆调整药量

如果一高血压病人降压最佳目标值设定为 125 ~ 135 毫米汞柱，服药后若血压降到 145 毫米汞柱，未达标，表明药量不足，需增加药量；若血压降到 115 毫米汞柱，也未达标，表明药量大了，需减少药量。看来，根据实际需要，必须调整药量。不然，长期过量或不足的药物，都不利于疾病治疗，并给健康带来损害。

调整药量应采用科学方法，即分段改量法。每段作小量增减，且每段的血压值必须是 5 天（或 5 天以上）测量法所获取的正确血压值，决不可仅依据某天某次的血压作判断。

有患者按常规处方，每日口服缬沙坦 1 片 80 毫克，血压降到 112 毫米汞柱，但他因担心脑供血不足，打算让血压提升至 130 毫米汞柱的水平。于是试探着减少药量，只服 1/2 片 40 毫克，血压升至 123 毫米汞柱，再减量，只服 1/3 片 27 毫克，血压升至 129 毫米汞柱，达标了，便以此作维持量。该患者只用 1/3 剂量就获得满意效果，是一个好经验。

有位 70 岁老人，一年前被诊断为高血压，一直服用降压药至今，现在血压 102 毫米汞柱。但这位老人一直怀疑当初诊断错误，认为自己血压不高，冤枉吃药，却又不敢贸然停药，烦恼不已。后来实行一个分段减量方案，喜获好的结果。这方案每段减量 1/4，且每段血压用一周 7 天测量法获取，观察到逐段血压在平稳缓慢上升，说明实验情况良好。最后一段，药物为零（拆除药物），连续 3 周（21 天）测量，获得血压在 127 毫米汞柱水平。说明本来就没有高血压，现在可以放心停药了。

C 06. 高血糖自疗方略

1. 糖尿病总方针

糖尿病分型为 1 型和 2 型。1 型糖尿病即胰岛素依赖型糖尿病，系胰岛素绝对缺乏所致；2 型糖尿病即非胰岛素依赖型糖尿病，系胰岛素分泌不足或利用不佳(胰岛素抵抗)所致。90%以上的患者属于 2 型糖尿病。(本文所述均指 2 型糖尿病)。

目前世界公认的治疗糖尿病的总方针，由国际糖尿病联盟(IDF)概括为“五驾马车”。这五驾马车的要旨是：糖尿病教育、血糖监测、运动疗法、饮食疗法、药物治疗。

糖尿病病因主要由先天因素形成，内分泌障碍将伴随终身。这是一种天赋的疾病，不必悲观，但须正视现实。只要遵循总方针，采用科学方法，就能取得最佳的治疗结果。糖尿病病理看似简单—胰岛素分泌不足或利用不佳。但却引起糖、蛋白、脂肪、水和电解质等一系列代谢混乱，进而引起多个器官和系统的损害，最后造成危及生命的中毒症状。如今糖尿病已与心血管病、癌症一同成为全球三大严重疾病。

血糖值是糖尿病的主要临床指标，既是诊断指标，也是疗效指标，不能不看重它。血糖指标包括空腹血糖、餐后血糖、随机血糖和糖化血红蛋白，都很重要，需随时掌握。英联邦一项糖尿病治疗的前瞻性研究显示，糖化血红蛋白每下降一个百分点，并发症就减少 35%，这说明指标反映疗效，其灵敏度可靠。有人餐后血糖高达 19 却不在意，后突发昏迷成险。所以，万不可忽视指标的警示作用。

必须把血糖控制在正常目标范围内。高血糖有害，低血糖也有害，甚至更有害。而且这种控制须是全天候的，也就是说，要让血糖在任何时刻都稳定在一个水平，不可大起大落。为此，有时需要进行五点血糖检测（早晚及三餐后）甚至八点血糖检测。如此自我监测颇为麻烦，但为了治病，仍需耐心而细心地完成。糖尿病是全身性疾病，常与其他一些疾病成因果关系，如心脑血管疾病和肾病。所以，糖尿病的治疗必须兼顾全面。其控制指标除了血糖外，还应包括血压、血脂和体重指数等。

对于糖尿病人来说，运动是免费的最佳良药。运动可以加速葡萄糖燃烧利用，降糖效应自然而平稳。因为运动中全身各组织细胞氧化供能的生理需求都必然会指向血糖。然而，运动对患者的重大贡献，还在于运动能够有力地控制血脂，有效地控制体重，以及特别地能够增加机体组织对胰岛素的敏感性。从而消除糖尿病的危险因素，将血糖稳定地控制在安全水平。所以患者应当坚持每天适量的运动，把运动作为护身金功。事实上，运动降血糖，已是众口皆碑。有的轻症患者，依靠运动，可以不服药了。

糖尿病人的饮食最为严肃、最为重要。一日三餐，果蔬茶点，都是保命的饭。饮食与血糖直接相关、密切相关，不可掉以轻心。须制定科学食谱，包括食材选择、数量拟定、烹饪方法、进餐时间以及与药物使用的配套方案，天天如此，实在是一项伟大的系统工程。有人使用短效胰岛素治疗，注射后起效时间理论上是30分钟，若依照这个时间安排进食，不同人的效果未必一样，因为存在个体生理差异。进食的最佳时刻各人需要实验取得。不然的话，如果进食早了，滞后的药效导致高血糖发生；如果进食晚了，超前的药效造成低血糖。左右为难，难在其中。

有的无知者，血糖已高，运动和饮食调理无效，仍拒绝服药，认为自身能产生出抵抗力来。结果出现高血糖危象，多器官发生衰竭。所以，当药就药，不得迟疑。何况药物治疗仍是当前糖尿病最主要甚至是唯一有效的方法。

2.降血糖药使用要点

降血糖药主要分为六类，可简记为：

(1)磺脲类促泌剂，如格列本脲(优降糖)；

(2)非磺脲类促泌剂，如瑞格列奈(诺和龙)；

(3)双胍类准增敏剂，如二甲双胍(降糖片)；

(4)噻烷类增敏剂，如吡格列酮(瑞彤)；

(5)糖苷酶抑制剂，如阿卡波糖(拜糖平)；

(6)胰岛素制剂，如正规胰岛素(短效胰岛素)。

如果需要使用促胰岛素分泌剂，宜选第二类非磺脲类促泌剂，如瑞格列奈。与第一类比较，第二类不会加速胰岛功能耗竭。这对中老年人至关重要，因老人特别需要保护好残存的那一点胰岛功能。

如果需要使用增敏剂，首选双胍类，如二甲双胍。因为它效果良好，能控制餐后血糖，能抑制食欲，减轻体重，尤适合肥胖型患者。近年来的临床研究表明，单用二甲双胍不会引起低血糖反应，也不会引起高胰岛素血症。还能降低血中胆固醇和甘油三酯含量，发挥调节血脂的作用。二甲双胍还具有抗血小板聚集、增强纤溶活性的作用，减少了心血管疾病的风险。还有报告称，二甲双胍具有抗衰老、抗肿瘤的能力。鉴于二甲双胍诸多的优点，它正在成为2型糖尿病患者尤其是老年患者的首选药物。

另外，双胍类药物中的苯乙双胍，因可能发生严重不良反应(乳酸性酸中毒)而正在受到质疑，所以最好不用苯乙双胍。

吡格列酮属噻烷类增敏剂，能提高机体组织对胰岛素的敏感性，减轻胰岛素抵抗，有助降低血糖。同时还有调节血脂的作用。吡格列酮适用于使用双胍类等降糖药疗效不佳者，尤其是产生胰岛素抵抗的患者。

另外，噻烷类药物中的罗格列酮，因发生严重不良反应，在欧洲已经撤市，所以最好不使用罗格列酮。

糖苷酶抑制剂如阿卡波糖，是一种新型药，它不直接作用于胰岛，而是在糖代谢链的前段就开始发挥作用。它延缓碳水化合物的消化，阻碍葡萄糖的生成，不仅降低餐后血糖，长期使用还可降低空腹血糖和过高的糖化血红蛋白。口服后吸收少，不良反应少，但有时肠道胀气。肥胖患者尤宜。

胰岛素制剂用于病情较重，营养不良、消瘦、感染、代谢紊乱、进行性并发症，以及其他类药物疗效不佳者。

这里列出几个常用的二联处方供参考：

二甲双胍 + 瑞格列奈　　　　二甲双胍 + 胰岛素

阿卡波糖 + 吡格列酮　　　　阿卡波糖 + 胰岛素

以上各类药物使用时均需密切注意低血糖发生，尤其胰岛素注射。事先应当做好充分准备，防止低血糖。一旦出现低血糖，能及时正确地处理。

近年出品的一类新型降血糖药物二肽基肽酶-4（DPP-4）抑制剂，具有高效、安全和保护胰岛功能的特点。其系列药物有西格列汀、沙格列汀、阿洛列汀等。这类药物通过抑制 DPP-4 对内源性肠促胰岛激素的降解来提升胰岛素水平，从而有效地控制血糖。而且不增加低血糖风险，对胃肠道无不良作用。还能拮抗血脂、血压和体重等危险因素。这类药物（简记列汀）适合中老年患者选用。

3. 糖尿病全面控制目标

糖尿病全面控制目标见下表所列，共 9 项。其中血糖 3 项，体重指数 1 项，血压 1 项，血脂 4 项。注意体重指数计算公式，分子为体重（千克），分母为身高（米）的平方。如体重 70 千克，身高 1.70 米，则体重指数为 24.2。这在男性算良好，在女性算一般。

糖尿病控制目标列表

糖尿病控制目标	良好	一般	不良
空腹血糖(毫摩尔每升)	4.4 – 6.1	≦7.0	>7.0
餐后血糖(毫摩尔每升)	4.4 – 8.0	≦10	>10.0
糖化血红蛋白(%)	<6.5	6.5 – 8.0	>8.0
体重指数(千克每平方米)	男<25	男<27	男≧27
	女<24	女<26	女≧26
血压(毫米汞柱)	<135/85	<155/95	≧155/95
总胆固醇(毫摩尔每升)	<4.5	4.5 – 6.0	>6.0
甘油三酯(毫摩尔每升)	<1.7	1.7 – 2.2	>2.2
低密度脂蛋白(毫摩尔每升)	<2.5	2.5 – 4.4	>4.4
高密度脂蛋白(毫摩尔每升)	>1.9	1.9 – 1.0	<1.0

对糖尿病的治疗,应追求表中所有目标值全面达到良好级别(即每个项目中最左边的那一个区间)。不仅控制好血糖,还须控制好血压、血脂和体重指数。从远期看,这所有目标都关系到每一步的进展,对疾病的演变和预后,具有决定性意义。具体地说,这些目标与生活质量和寿命都紧紧联结在一起。应当给予极大的重视。

4.糖尿病人不宜吃粥

有一个悬而未决的问题一直困扰着人们的餐桌,那就是糖尿病人宜不宜吃粥?这个问题的另一种表述是,大米粥的血糖生成指数比大米饭的血糖生成指数更低还是更高?若更低则宜吃,若更高则不宜吃!

食物血糖生成指数(GI),又称升糖指数。是食物一种生理学参数,衡量食物引起餐后血糖上升的程度。我国第一份权威的《食物血糖生成指数表》于2002年发布。该表共列出208种食物的GI值。75以上为高指数食物,55以下为低指数食物。为便于讨论,从表中选出高、中、低指数食物共30种做参考。

食物血糖生成指数表(节选)

	食物	GI	食物	GI
高指数食物	麦芽糖	105	葡萄糖	100
	白馒头	88	牛肉面	88
	糯米饭	87	糙米饭	87
	绵白糖	84	大米饭	83
	胶软糖	80	南　瓜	75
中指数食物	蜂　蜜	73	西　瓜	72
	大米粥	69	荞麦馒头	67
	糯米粥	65	马铃薯	65
	黑面包	65	小米粥	62
	硬面条	60	荞麦面条	60
低指数食物	山　药	51	玉米粥	51
	巧克力	49	混谷面包	45
	黑米粥	42	梨　子	36
	桃　子	28	牛　奶	27
	果　糖	23	黄　豆	18

从GI表看到,大米粥的GI值为69,大米饭的GI值为83。大米粥的GI值明显低于大米饭,岂不是说稀饭比干饭更安全,糖尿病人宜于吃粥么!

问题出现了。人们在实际中的体验完全另一回事,不少糖友通过自测血糖证实,稀饭升糖比干饭更快。这种相悖的结果,令人们对权威GI表提出质疑,认为大米粥的GI值(69)被低估了。同时,另有独立临床研究报告证实,稀饭升糖的效应大过干饭,有力支持人们的质疑。于是人们期待着权威GI的修订。可是,在七年后的2009年新版的 GI 表中,69 和 83 这一对数字原封不动,也无任何说明。不知权威版权人是没有听到民间强烈质疑的声音,还是听到了不予理会?

既然如此,也不必困惑。姑且抛开这一对死板的数字,尊事实、重科学,糖尿病人不宜吃粥!

5. 降糖中草药的期盼

以甲苯磺丁脲(D-860)为代表的 30 几种降糖药,如今已经成为世界糖尿病患者治疗的主要用药。它们以疗效确切和反应快速等优点受到普遍的欢迎,并在抗击糖尿病的医药历史上建立了功勋。但从循证医学角度进行检视,人们对其毒副作用有时难以耐受,而对诸如低血糖和酸中毒等严重不良反应更感心中不安。于是人们希望改进,希望开发出高效无毒的新产品。出于这个思路,中草药就自然成为重点目标。人们期盼从中草药里寻找到天然的优良制剂,功效最好,毒性最小。为此,各国都在努力,中国更加积极。

1981 年,印度首次从苦瓜籽的胚芽中成功分离并提纯一种名叫苦瓜多肽的物质,这种物质在体内会产生降低血糖的生理效应。我国就此先后拟出众多研究课题。参与者来自医药界各个领域,有不少医科大学领衔研究。此项目还入选国家“十一五”科技规划,足见其项目受重视的程度。相关研究于数年前达到高潮,不少成果见诸学术论文。概括起来,这些成果还遗憾地停留在动物实验阶段,离人体临床应用,还有不小的距离。这是一个典型例子,说明从中草药里寻找天然降糖药相当艰难。

除了大型的苦瓜多肽项目,全国还有很多关于中草药的研究项目。虽然这些项目规模较小而且分散,但从其中也能发现一些可喜苗头。经实验研究,降糖前景较好的对糖尿病有辅助作用的中草药有十来种,它们是:苦瓜、地黄、蜂胶、黄精、枸杞、山茱萸、女贞子、夏枯草、仙鹤草、荔枝核、鬼箭羽(卫矛)等。其中,已做成制剂且较受欢迎的有苦瓜含片、地黄丸、蜂胶胶囊。

注意,上述中草药及其制剂的降糖效果还有较大的不确定性,而且产品均属生药粗制形态,非纯净提取物。其所含有效成分的数量和功能,与药材产地、采收季节、炮制方法和贮运环境等密切相关,所以患者在开始使用时,均应采取试验性服药的办法,逐步摸清药物在自己身上有怎样的降糖效果,进而制定下一步的方案。如果是新诊轻症患者,不妨先试用中草药。如果是西药在用患者打算换用中草药,必须慎重设计出小量分段替换方案,在严密监控下小心翼翼地实施,切莫随心所欲,大而化之。从已有经验来看,用中草药替换西药的尝试,未有完全满意者。

6. 注重科学,拒绝欺骗

糖尿病的调治过程,实则一场旷日持久的科学战争,既要面对顽强的疾病,又会遭遇充满诱惑的谎言。需要警觉,防止受骗。

十多年前,曾掀起南瓜粉治糖尿病的热潮。产品开发者挂着生物科学公司招牌,宣传南瓜系天然食品,绿色果蔬,无毒无害,降糖功效卓著,还是日本最新科研成果,等等。有患者信以为真,竟弃药服粉,酿成祸害。幸有卫生部组织专家论证,否定了荒谬之说。实际上,南瓜不仅不能降糖,还有升糖作用。看看《食物血糖生成指数 GI 表》,南瓜指数为 75,被列入高指数一档,让人望而生畏。这是一桩科学谎言的例子,说不定现今还有人相信南瓜能够降血糖呢。

有传说称,清代名医叶天士,于途中相遇一赴京赶考书生,仅望诊即断其为“消渴”,且已病入膏肓。天士于悲悯中购梨一车送之,令沿途皆以梨代饮代食。书生月后抵京,病愈且获功名,用梨治病的事遂成佳话。这本是传统医学的一则轶闻趣事,但被游医术士借题发挥,夸大其词,向糖尿病人大量兜售梨及其高档制品,骗取钱财并给他们带来伤害。因为梨的血糖生成指数为 36,虽数值不高,但若连续大量摄入,糖的总量不可低估。而且梨属于寒凉之品,多服易损耗阳气,削弱免疫力,真个得不偿失。

古典医籍中还有地黄治消渴病的记载，于是被不良商家机巧利用，把普通地黄丸吹嘘成降糖治病的灵丹妙药，欺骗不少人。更有中药无害论偏执者，扔了西药，只服地黄丸一种。不久病情笃重，才慌忙重拾西药救命。现代研究表明，中医消渴证与现代糖尿病仅有部分交集，其治疗方案和对症药物不可能完全互相套用。而且中药地黄丸的降血糖作用至今未形成具有普遍意义的量化指标。

借着人们对“中药无害”和“地黄降糖”的迷信，有黑心厂家造出一种名为“地黄降糖胶囊”的昂贵中成药，在其中偷偷加入西药二甲双胍，让不明真相的病人枉费钱财。由于中成药所含成分和服药方法是固定的，在用量和时间上无法做到个性化，以致有人降糖不足，血糖蹿升，也有人因降糖过度而发生低血糖休克，造成严重后果。

数年前，有人利用苦瓜多肽降糖的科研信息，进行商业化夸张移植。把本来尚处小鼠实验阶段的中间结果，升级改装成人体临床的高效新药。还有意混淆真伪，将“耐糖因子”和“植物胰岛素”等科普性比喻，套用在产品药理介绍和广告说明之中，一时间形成轰动，不少患者趋之若鹜，令其平凡的苦瓜汁饮料，顿时卖出了惊人天价。如今，那昂贵的苦瓜水，恐已无人问津。

C 07. 高血脂、高血凝、高血粘自疗方略

1. 高血脂的危害

通过超声或造影检查，可发现颈动脉斑块以及冠状动脉粥样硬化的病变。这些粥样的斑块，实际就是血脂的不良产物。正常数量的血脂是有益的代谢物质，而多量的血脂则有害。随着老人的血管日益变得脆弱，血管内皮可能发生细微的伤口，这些伤口被大量血脂微粒侵入并浸润扩大，日久而成斑块。这些源自血脂的垃圾斑块如

路障般阻塞着血管通道,不仅降低血液循环的效率,还成为器官梗死(如心梗脑梗)的主要危险因素。所以说高血脂是血管病的第一杀手。

血脂来源有两条途径。一是外源性,即脂类食物经消化吸收入血。二是内源性,即以肝脏为主的组织合成后释放入血。如果来自这两条途径的血脂过多,高血脂就形成了,叫作高脂血症。

原发性高脂血症通常系遗传基因缺陷所致,其肝脏合成血脂的功能异常亢进,而且合成血脂所需材料可取自非脂类物质,如淀粉和蛋白质。所以,这样的患者哪怕戒除油荤,只吃白饭,血脂仍会升高。

高血脂的危害性很大,会导致心、脑、肝、肾等重要器官渐行衰亡。甚至使人暴病而卒,必须进行药物治疗。

2. 高血脂的诊断和治疗

高脂血症的诊断需由四项指标综合决定,不能只看甘油三酯一项。这四项指标是:总胆固醇、低密度脂蛋白、甘油三酯、高密度脂蛋白。其中前三项指数高了不好,第四项指数低了不好。

四项指标中,如果只有甘油三酯单项轻微升高,或只有高密度脂蛋白单项轻微降低,可以不用药物,而其他情况的指标异常都需使用药物。

调节血脂药主要有三类:他汀类(如辛伐他汀)、贝特类(如非诺贝特)、红曲类(如血脂康)。

他汀类药效很强,副作用较大,适合各种高血脂,长于调整高胆固醇血症。贝特类药效很强,副作用较大,适合各种高血脂,长于调整高甘油三酯血症。红曲类药效较弱,无毒副作用,适合各型高血脂。

中老年患者如果使用他汀类或贝特类药物,均宜从小量开始,根据自身耐受情况调整剂量。也可先使用红曲类药物,若效果不佳,再行更换。还可将红曲类与另两类组合搭配,做到效果好,副作用小。

他汀类和贝特类等新型降脂药的发明,是世界医学史上一次创新革命,对人类的重大贡献,不仅可比早年青霉素(盘尼西林)的问世,还让一些遗传性超肥胖、终身难降血脂的患者,从这里获得了新生。

为防止高血脂发生,首先需要控制脂类食物摄取,遵守合理食谱。同时需要注意其他药物对血脂的影响,如噻嗪类利尿降压药(氢氯噻嗪)可明显增加总胆固醇含量,β受体阻滞剂类降压药(如美托洛尔)可增加甘油三酯并减少高密度脂蛋白含量,等等。这些都是不利的。然而,α受体阻滞剂类降压药(如特拉唑嗪)则有全面调脂的作用,可减少总胆固醇、甘油三酯和低密度脂蛋白,并增加高密度脂蛋白。这些是有利的。

3.高血凝的危害和防治

高血凝主要指血小板聚集而形成的一种非常状态,这种状态在特定条件下会发生病理损害。血小板是血液里体积最小的血细胞。比较起来,白细胞和红细胞可算庞然大物。因为个头很小,所以血小板容易发生黏附。一旦机体组织任何部位出现创伤,血小板便大量聚集起来充填创口,力图止血,这是血小板的天职。当老人们的血管壁如果有了微小创口,就会招致大量血小板黏附聚集,形成血栓,这就是高血凝状态的微观特征。

高血凝的存在对心脑血管系统和微循环系统都造成严重威胁。好像道路上处处堆着卵石,随时都有发生阻塞的危险。而且高血凝病灶分散,细微隐蔽,匿藏于血管深处,至今尚无快速无创的检验方法。鉴于年龄是高血凝发生的一个主要危险因素,按流行病学的主张,中老年人群都应当大力推行预防性抗凝措施。

高血凝的防治工作受到全世界关注,世界卫生组织(WHO)和《中国专家共识》所荐阿司匹林方案便是例证。阿司匹林方案是一项高投资、超长时、多中心、大样本实验研究的优秀产物,并在其后多年的临床应用中发挥出抗血小板聚集、防止高血凝的卓越功能,为降低远期心脑血管事件的风险和死亡率,取得实实在在令人振奋的效果。推荐剂量为每日 75~150 毫克。

结合中老年人群实际情况,这里提出二个方案:

(1)普通方,口服阿司匹林,每日 1 次 100 毫克。若使用德国拜尔制药厂的产品(俗称拜阿),每片 100 毫克,正好每日 1 片。

(2)轻量方,早上服阿司匹林 25 毫克 + 氯吡格雷 25 毫克,晚上服阿司匹林 25 毫克。

此方适用于可能出血倾向者,阿司匹林 1 日量仅 50 毫克,且分 2 次服用,副作用降至最低。氯吡格雷是较温和的抗凝剂,出血倾向更轻。

4. 高血粘的危害和防治

高血粘(高粘血症),其主要病理表现为血液粘稠度异常增高。根据血液流变学关于血粘度的定义,以及检验中对血液流动性和变化规律的描述,可将高血粘的特征,形象地概括为:血液粘滞、缓动、浓稠。

依照这样的描述,显而易见,前面的高血脂和高血凝,都符合高血粘的特征。因为血液中油脂多了、栓子多了,自然就变得粘滞,成为高血粘了。

另一种状态缺水,血液变得浓稠,也成为高血粘。人体血液近 5000 毫升,大约十来斤。这血液实际是含有血细胞、电解质和蛋白质等多种物质的呈混悬状的水溶液。其中作为载体的水分仅占一半多,一旦水分减少,更易发生高血粘。由于缺水的生理信号不明显,尤其是轻度缺水,几乎没有感觉,以致长时间处于高血粘状态,对健康造成危害。当缺水出现口渴时,高血粘已达严重程度。因此,为了防止高血粘发生,必须经常补充水分。每日饮水需 1500~2000 毫升,少量多次饮用,不能短时暴饮,否则血容量剧增,心率加快,血压升高，造成新的损害。

饮水量的确定是有依据的。人体每日排出水量共约2500毫升，其中尿液1500毫升，从粪便、呼气排出或皮肤蒸发1000毫升。按照摄入与排出平衡的原理，每日应摄入水量共2500毫升。其中，由饮食补充大约1000毫升，所以每日直接饮水需1500毫升以上。总之，每天多饮水，拒绝高血粘，拒绝多发病。

5. 血里三高综合治

血里三高（高血脂、高血凝、高血粘）是中老年多种疾病的共同危险因素。必须随时调整、治理，其办法归纳起来就是：

（1）定期检查血脂，若升高，用降脂药治疗。平时使用一点天然他汀红曲，有益无害。

检查时如果发现血脂指标接近限定的临界值，就不能忽视其潜在的病理进程。比如总胆固醇指标接近正常值的上限5.7毫摩尔每升，尽管未超过上限，但为控制高血脂风险，仍需服用降血脂药。这对于老年人及已患心脑血管疾病、糖尿病和肾病者，尤为重要。

（2）每天使用阿司匹林或氯吡格雷（50～100毫克），防止血小板聚集引起的高血凝。需长期使用。注意用量个体化。

（3）每天多饮水，饮用量1500～2000毫升，改善血粘血稠。注意少量多次，勿暴饮。

C 08. 呼吸病自疗方略

1. 熟悉药物，科学管理

呼吸病用药大致分三类，简列于下。

（1）抗感染药

青霉素类，如青霉素V钾片（苯甲氧青霉素）、阿莫西林（羟氨苄青霉素)；

头孢菌素类,如头孢拉定(先锋霉素Ⅵ)、头孢克肟(达力芬)；

大环内酯类,如克拉霉素(克拉仙)、阿奇霉素(希舒美)；

喹诺酮类,如左氧氟沙星(左克)、环丙沙星(悉复欢)；

抗真菌类,如氟康唑(三维康)；

抗病毒类,如利巴韦林(病毒唑)；

免疫调节类,如转移因子(瑞尔)、克雷白杆菌提取物(必思添)；

(2)祛痰镇咳药

祛痰类,如乙酰半胱氨酸(痰易净)、氨溴索(沐舒坦)；

镇咳类,如右美沙芬(右甲吗喃)；

复方类,如复方甘草片(含阿片粉)、联邦止咳露(含可待因)；

(3)平喘药

β受体激动剂,如沙丁胺醇(舒喘宁)、茚达特罗(昂润)；

抗胆碱类,如异丙托溴铵(爱喘乐)；

皮质激素类,如倍氯米松(倍氯松)；

抗过敏介质类,如色甘酸钠(宁敏)、孟鲁司特钠(顺尔宁)；

黄嘌呤类,如氨茶碱(茶碱乙二胺盐)、茶碱缓释片(舒弗美)；

复方类,如沙美特罗替卡松(舒利迭)、布地奈德福莫特罗(信必可)；

呼吸病用药,名目繁多,应当分门别类认识清楚,进行科学管理。在家庭药柜中,宜以大字分类标明,以免混淆。口服剂和气雾剂要分开来。每种药的用量、使用方法和时间均需写的清楚明白。过期变质或损坏的药品要及时处理。

一种药物的通用名是法定的、唯一的,而商品名则五花八门可有多个。这样的一药多名可能引起混乱,造成事故。如通用名为沙丁胺醇的平喘药,其商品名就有14个。假若其中的两个名为舒喘宁和嗽必妥的药品先后出现,如果没有以通用名进行核对,自然容易错当成两种不同的药物。若同时使用它们,则导致药量加倍,后果很严重。因此,对每一种药物均须以通用名为主体进行管理。另外,注意多药近名可能引起混淆,如头孢拉定(一代)和头孢他啶(三代);克拉霉素(大环内酯类)和卡那霉素(氨基苷类);氨茶碱和茶碱;喘通、喘舒和喘定,等。

2.抗感染要旨

呼吸病治疗中一件重要且急迫的事情就是抗感染,而且主要针对细菌感染。在家庭自疗条件下,对感染若能做出迅速反应,立刻对症下药,将细菌消灭在萌芽状态,就能获得最佳效果。即便稍后要去医院就诊,这里抢占一个先机,对病情的控制亦大有裨益。因此,感染时尽快确定对症的药物就显得至关重要。通常没有可能花时间等待细菌培养和药敏实验的检查结果,而是需要有一种简便的方法。感谢临床医生积累了科学经验,可为患者在眼花缭乱的菌药世界里找到快捷的路径。

从病菌这边看,若是院外感染、小区感染,一般多为革兰阳性菌感染,如溶血性链球菌感染。若是院内感染、继发交叉感染,则革兰阴性菌感染的可能性增大,如铜绿假单胞菌感染。

从药物这边看,以口服头孢菌素为例。第一代头孢菌素对革兰阳性菌敏感性较强,对革兰阴性菌敏感性较弱;第三代头孢菌素对革兰阳性菌敏感性较弱,对革兰阴性菌敏感性较强。可见,第一代头孢,长于抗革兰阳性菌感染,第三代头孢长于抗革兰阴性菌感染。各有长短,并非新一代才好。

接下来,应该有了主张。对于普通上呼吸道感染并发的细菌感染,即通常所说的感冒并发症,如扁桃体炎和支气管炎等,多属革兰阳性菌感染,如溶血性链球菌感染。这时可用第一代头孢菌素,如头孢拉定。如果疾病反复,咳出翠绿色痰液且带发酵味,则提示革兰阴性菌铜绿假单胞菌感染,可用第三代头孢菌素,如头孢地尼。如果对感染性质不清楚,但为争取时间,可用第二代头孢菌素,如头孢克洛。

因为第二代头孢对革兰阳性菌和革兰阴性菌都敏感。

青霉素和红霉素(大环内酯)类的抗菌谱相同,对革兰阳性菌感染有效。患者如果对青霉素过敏,可改为红霉素。而且红霉素类的新药克拉霉素和阿奇霉素,抗菌效力更强,副作用更小。

喹诺酮类抗生素第一代和第二代已基本不用。第三代(如左氧氟沙星、环丙沙星)和第四代(如莫西沙星)都是广谱抗生素,对革兰阳性菌和革兰阴性菌都敏感,抗菌作用较强,是感染性疾病的又一良好选择。

3. 祛痰镇咳要旨

以支气管炎和支气管哮喘为主的呼吸病的三大症状——咳痰、咳嗽和哮喘——往往同时存在,其相应祛痰、镇咳、平喘的对症治疗也要同时进行。面对多种多样深奥难懂的化学药物以及复杂的用药策略,患者需要删繁就简,从中找出清晰的头绪来指导自已的操作,以期提高家庭自疗或院外配合治疗的效果。

咳嗽是机体一种保护性反射动作,通常是为了排除气道的痰液。但各种不同表现需要鉴别,才能做出正确判断。如果咳嗽发生在晨起,且一直到痰咳出为止,这提示慢性支气管炎;如果咳嗽与运动和寒冷相关,则提示哮喘的存在;如果咳嗽伴发鼻炎或与季节相关,提示过敏反应;如果咳嗽与吞咽进食相关,则提示上消化道病变,如胃酸反流食道刺激引起咳嗽,未必是气道本身的问题;如果咳嗽与体位改变相关,则提示支气管扩张、肺脓肿和肿瘤增生物。

有痰的咳嗽不能抑制,也就是不要盲目制止生理反射动作。如果错误地使用镇咳药,会使痰液滞留气道,增加阻塞,甚至会造成气道感染,加重病情。所以对于咳嗽,首先需要顾及祛痰。

祛痰药分为刺激性和润溶性两种,中老年患者宜用后者。可备用氨溴索(沐舒坦)。这是从德国引进的一种新品祛痰药。能明显降低痰液粘度,增加气道润滑,祛痰效果显著,副作用小。适用于急慢性支气管炎和支气管哮喘、支气管扩张、肺气肿、尘肺、手术后咳痰困难者。

镇咳药分为中枢性和外周性两种，中老年患者宜用外周性镇咳药。可备用左旋羟丙哌嗪，这是九十年代首次应用的单旋体手性镇咳药。一般混旋体药物包含左旋和右旋两部分，有效作用主要载于左旋体，副作用主要载于右旋体。简言之就是左佳右劣。现在剔除不良的右旋体，保留羟丙哌嗪的左旋体，就是优良的部分。该药为外周性镇咳药，无麻醉性，无中枢抑制作用。镇咳效果良好，不良反应少，广泛受到好评，适用于呼吸道疾病引起的干咳和持续性咳嗽。

4. 平喘要旨

哮喘或喘息症状的主因是气道炎症和痉挛，病理呈现水肿、黏液分泌和上皮细胞损害。由白三烯、血栓素等炎症过敏介质所致反应性增高(变态反应)，也是重要因素。其主要表现为气道阻塞，呼吸困难，以及全身性反应。哮喘的产生，遗传因素大于环境因素，目前尚无根治办法。早年的一种下行描绘，显得有些悲观：初发，反复，通气代偿损耗，低氧血症形成，二氧化碳分压上升，酸中毒，呼吸衰竭，病危。有幸气雾剂的发明，为患者带来福音。这是一项革命性创举，绝非简单的剂型改良。微粒状的药物被吸入后，只经过不足 1 秒钟的时间和不足 1 微米的超短生理路程就直接到达靶器官的血液循环，让支气管和肺立即发生良好反应。所用剂量不足口服剂量的 1/10，副作用很小。这种小量、快速、高效、安全的办法，尤适合那些需要长期维持治疗的患者。对他们来说，这无疑是一位救星。所以，凡呼吸病患者，包括支气管炎、支气管哮喘和各种慢性阻塞性肺疾病(COPD)患者，都应当正确熟练地掌握这种气雾吸入的方法，把它看成一个祛病延年的良策。再配合其他如口服或注射的方法，就药物、药剂、药量、时间和操作等项目做出科学方案，力求每一步骤都取得满意效果，实现疾病长期缓解。

平喘的两条路径是：第一，舒张支气管平滑肌，解除痉挛；第二，消除组织炎症性反应。合起来简称为解痉和抗炎。为了便于记忆，这里将5类平喘药按解痉抗炎的功能索引归纳于下：

第一类，解痉药，β受体激动剂，如丙卡特罗；

第二类，解痉药，胆碱受体抑制剂，如异丙托溴铵；

第三类，抗炎药，皮质激素，如倍氯米松；

第四类，解痉抗炎药，过敏介质抑制剂，如孟鲁司特钠；

第五类，解痉抗炎药，黄嘌呤类，如氨茶碱。

其中，β受体激动剂和胆碱受体抑制剂都能解痉，但老年人本身受体减少，使用受体激动剂可能加重耗竭并妨碍效果，所以可选用胆碱受体抑制剂。皮质激素是强力抗炎剂，是长期维持使用之首选。

在缓解期，作为预防，可小量吸入倍氯米松，还可加入孟鲁司特钠。长期吸入期间为防止白色念珠菌感染，可每次用清水漱口。如果联合使用β受体激动剂吸入和皮质激素吸入，一定先用激动剂，5分钟后再吸入皮质激素。属季节性哮喘发作者，需提前2周吸入。因阿司匹林引起的哮喘，使用孟鲁司特钠治疗效果良好。慢阻肺患者可长期使用长效沙美特罗等β受体激动剂，而当病症控制后，应缓解用药，出现症状时再吸入。

祛痰、镇咳、平喘概括起来，第一，止咳首先顾及祛痰，勿轻易单用镇咳药；第二，哮喘尚难根治，需要长期抗战；第三，正确熟练掌握喷雾吸入方法，做到安全高效；第四，家庭药柜可备药物：氨溴索、丙卡特罗、异丙托溴铵、倍氯米松和孟鲁司特钠。

5. 增强肺功能的一个组方

慢性呼吸病一般病程漫长，病情时有反复，除了对症治疗，不少患者希望寻求有益治本的办法。为此这里提出一个有效的组方，目标是改善免疫、增强肺功能。该组方适合各型慢性呼吸病，需长期使用。如遇感染或哮喘急性发作，就需及时对症处理。服用剂量从小量起增至常量，适度加减无大碍。使用剂量参见各药具体说明(A篇和B篇)。服用6个月可初见成效，乐观地继续下去。这个组方由六种药组成：

维生素C、维生素D、黄芪、西洋参、虫草菌粉、胰激肽原酶。

其中，维生素C是活力抗氧化剂，清除自由基，促进细胞新生，维护正常免疫，增强呼吸功能。维生素D在体内激活，不仅促进钙吸收，更成为保障机体代谢、调节免疫力、增强适应能力的激素样物质。有报告称，维生素D缺乏是心肺疾病的一个重要致病因素。黄芪不仅补气行气，直接加强呼吸器官的生理机能，还被证实为高效安全的免疫增强剂，长期使用，对血压、血脂、血糖等生理指标均无不良影响。西洋参所含人参皂苷，具有双向调节作用，抗疲劳、抗缺氧的效力显著，性能平和，不刚不燥，乃慢性病强化功能之上品。虫草菌粉不是虫草，而是相关真菌的发酵品，它与虫草功能相近，但使用后不上火，价格为虫草的千分之几。它长于从根本上增强肺、心、肾三大重要器官的功能，而无任何明显副作用，对器官的慢性退化和衰弱，有明显的提升作用。胰激肽原酶是一种生物酶形态的血管舒缓素，能舒缓微血管，疏通微血流，有效改善器官的微循环状态，对于呼吸器官微循环的阻塞性障碍，具有针对性治疗意义，胰激肽原酶还能抑制血压升高，保持血压平稳。

C 09. 消化病自疗方略

1. 根除幽门螺杆菌

胃肠病最常见的症状是疼痛、胀满、反酸、烧心、呕吐。胃镜和病理检查发现有炎症、糜烂、溃疡、癌变。然对其病原病因的探究，二百年来难有明确结果。至1983年澳国医生从胃内成功分离出一种弯曲螺旋状致病菌 Hp,即幽门螺杆菌,才算找到一个真凶。幽门螺杆菌以其特有的形态粘附于胃的黏膜,造成严重机械性破坏,同时释放强烈毒素,以致黏膜细胞遭受侵害,伤痕累累。近代研究证实,胃炎、溃疡和胃癌的一个极其重要的致病因子就是幽门螺杆菌。而且由于它活力顽强,又与上皮细胞紧密相贴,难以清除,故成为疾病长期活跃的原因。我国部分地区流行病学调查发现,其幽门螺杆菌的感染率达60%,这是一个可观的数字,并正好为其相关的胃癌高发数字找到了联系。因为它通过口－口途径和粪－口途径传播,家庭和群体食堂难以防范,增加了危害性。由此,凡胃病患者都应警觉起来,尽快作检查,继而进行治疗。

检查的项目名叫碳13(或碳14)尿素呼气法,十分简单。服一片药,吹一口气就行了,其灵敏度和特异性达95%以上,是一个好办法。这里需说明,碳13是自然界存在的一种核素,无放射性,绝对安全,可以放心。

如果发生幽门螺杆菌感染,必须进行根治。处方要点是强力抗生素联合强力制酸剂。以下提供两则中华医学会推荐的处方。

(1)普适方,泮托拉唑＋胶体果胶铋＋阿莫西林＋克拉霉素,疗程7天。

(2)经济方,奥美拉唑＋ 枸橼酸铋钾＋四环素＋甲硝唑,疗程7天。

2.抗感染不可忽视

除了幽门螺杆菌感染,慢性胃病的活动期或亚急性发作期大多与细菌感染有关,如大肠菌、链球菌、过量的酵母菌感染等。由于其症状不像急性发作那么严重而常被忽视,可使疾病迁延下来,造成经常性的胃部胀痛不适。所以要重视这个问题,治疗中需加入小剂量抗生素,使用三五天即可。抗生素可选阿莫西林、诺氟沙星、呋喃唑酮(痢特灵)、盐酸小檗碱(黄连素)等。

3. 制止胃酸是头等大事

胃酸的化学成分主要是盐酸，在胃内 pH 值可为 1 ~ 2，于生理环境而言，这酸性达到很高强度，比食醋的酸度高出许多倍。在正常情况时，胃黏膜表面有一层稠密的黏液层，将胃酸隔绝于外，实现对黏膜的保护。而在病理阶段，保护层出现缺损，有黏膜暴露在酸液之下，遭受严重侵蚀，发生溃疡疼痛等症状。由于这种侵蚀是持续的，使受伤黏膜失去愈合的条件，疾病因此可能持续加重。这就是著名学说“无酸不溃疡”和“漏雨屋顶”描述的现象。同时也给了明确提示，治疗溃疡必先制酸，于是把制止胃酸当成了头等大事。如今，制酸药事实上已经成为治疗胃炎和溃疡处方中的主体药物。

4. 制酸药须合理使用

制酸药按药力强度可分为三级。第一级表层级，制酸作用最弱，对生理无干预无影响，如碱性剂铝碳酸镁。第二级中层级，制酸作用较强，对生理有较大影响，如 H_2受体抑制剂法莫替丁。第三级里层级，制酸作用很强，对生理影响很大，如质子泵抑制剂泮托拉唑。

治疗胃病需要制酸，其目的是为病损的黏膜创造愈合的条件，让黏膜休养生息，快快康复。所以必须合理制酸，避免盲目追求强力长久制酸以致造成二次损害。事实上，胃酸是个好东西，它可以帮助消化，杀灭各种细菌微生物，还联合胃泌素完成多种激素和生物酶的代谢，不宜过度对它进行抑制。何况老年人生理机能减退，所能产生的胃酸为数不多，以稀为贵，岂能过度挞伐。有人长时间使用拉唑类药物强力抑制胃酸，结果不仅使胃壁细胞丧失泌酸功能，还造成质变蜕化，发生萎缩性胃炎，增加致癌因素，得不偿失，这是一则沉痛的教训。

中老年人抑制胃酸，原则有二。其一，药物选择，宁浅勿深，宁轻勿重，能用铝镁就不用替丁，能用替丁就不用拉唑，试验为准，不拘教条；其二，用量及时间，宁小勿大，宁少勿多，不宜大量吃药，也不宜长期吃药，步步为营，适可而止。

5. 增强动力、培植菌群、修复黏膜

胃肠病如果出现饱胀、滞留、反胃、呕吐等症状，常提示胃肠动力不足。对此，可使用促动力药，加强蠕动，加快排空。如多潘立酮（吗丁啉），作用部位在胃及十二指肠。莫沙必利，作用部位在胃、十二指肠和小肠。西沙必利，作用部位最广，包括胃、十二指肠、小肠和大肠。注意，促动力药属于神经递质剧药，不宜长服，可间断使用。

症状中如果腹泻较明显，而且持续时间较长，常提示肠道菌群失调。对此可使用微生态药物补充细菌，如复合乳酸菌、双歧三联菌等。注意，这类药物均为活菌制品，宜短期阶段性使用。不然，水满则溢，外来活菌太多，影响新的平衡。活菌生物制品，需放冰箱冷藏，以保持药效。

治疗胃炎和溃疡等病症，除了制酸、抗感染、加动力、调细菌以外，还可使用黏膜修复剂，如替普瑞酮、瑞巴派特、吉法脂、谷氨酰胺等。这些药可促进细胞新生，增强黏膜应激能力，迅速恢复正常状态。此类胃黏膜修复剂的具体说明，详见 B 篇（优秀药物选列）。

6. 养生病勿求根治

慢性胃黏膜病变常呈迁延性，并反复发作，表现为耐受力差、抗致病因子能力差，显得格外脆弱。究其原因，一种学说认为，此系自身免疫现象。即是说，机体产生了敌我不分的抗体，不断地攻击自身的黏膜细胞，令其时好时歹，竟使疾病的反复发作成了常态。这种反常的自身免疫作用，是由基因缺陷造成的，至今尚无法改变。正如 60 年前的权威教科书上就慢性胃黏膜病变的转归，赫然写着一句令人沮丧的预言：慢性胃炎无治愈之希望！看来，60 年后的今天，这个预言还没有过时。

因此，胃病患者应当悟其天意，顺其自然，视疾病为养生之伴侣，通过不断地适应和再适应，进入平安长久的最高境界。所谓适应，就

是重在保养，而非依赖药物。

胃病保养的精髓为四忌：热、辛、硬、油。第一忌热食。须知脆弱的胃黏膜受热源刺激更容易癌变。近报河南一村胃食道癌高发出奇，竟是村人自幼起就酷爱滚烫饮食，非极热而不进口，终至恶疾生成。第二忌辛食。辛即刺激之物，包括烟、酒、咖啡、浓茶、姜、椒、葱、蒜等，勿贪口味，保护黏膜安全。第三忌硬食。硬即缺水之粗纤维，易造成黏膜机械性损伤，甚至出血，也是食道癌的重要成因。第四忌油食。油即脂肪蛋白、膏粱厚饴，滞留胃中时间最长，既促胃酸胃液分泌不停，负担沉重，又促腐败菌异常发酵，状似一座垃圾火山，随时可能爆发。所以还是清淡为好。

C 10. 皮肤伤病自疗方略

1. 皮肤外伤的正确处置

如果皮肤浅表受伤，及时清创消毒很重要，可用碘酊或医用酒精，而甲紫药水和红汞药水不相宜。除非必要，不包扎不涂药膏，可酌情使用创可贴。勿沾生水勿洗涤，干燥暴露，很快就好了。有的人伤口长时间不愈合，不冷不热的炎症绵绵缠缠，红肿很轻微，痒痛很轻微，就是干爽不了。这种现象提示免疫功能不足，在糖尿病人表现更明显。虽是外伤，但解决问题还需从内部入手。可以摄入增强免疫力和细胞修复能量的药品食品，如维生素 C、锌、黄芪、猪脚胆固醇等。

皮肤如被烧伤、烫伤或化学灼伤，第一时间的反应，是用大量自来水冲洗，愈快愈好，分秒千金，冲洗至少 20 分钟，尽可能带走热量，减少热力伤害，减轻疼痛。及时有效的降温，可以大幅度降低烧伤的严重程度，为更好的预后争取条件。这样的例子不少。有患者因为迅速实施了冷水降温，从而使本来可能造成的二度甚至三度的烧伤减级为一度烧伤，所以要记住。降温第一，切莫迟疑！还有，切勿乱敷药涂膏、铺粉捂盖。

2. 感染和皮炎是皮肤病主要成因

皮肤病的明细分类上百种。鉴别诊断既麻烦又困难。考虑到普遍实用的需要，尤其是家庭个人如何进行自我处理，需要一个简单通俗的原则作指引。

从实践中归纳出皮肤病的成因最主要就两类，即感染和皮炎。

导致感染的病原有细菌、真菌、病毒和其他微生物。其对症药物如，抗细菌的红霉素，抗真菌的克霉唑，抗病毒的利巴韦林，抗疥螨的硫黄软膏，等等。

然而，皮炎的发生机制就不那么简单，许多问题尚不清楚。不过，无论过敏性皮炎，脂溢性皮炎，还是神经性皮炎，都与内分泌和免疫功能失调有关。可谓“有诸内必形诸外”。因此，用于改善皮炎症状的药物，基本都采用以皮质激素为主的类型。

抗感染和抗皮炎的药物，大都具有广谱特性。如针对病菌感染，可用红霉素、金霉素，也可用四环素、新霉素。针对真菌感染，可用特比萘芬、克霉唑，也可用酮康唑、咪康唑。针对皮炎，可用氟氢松、地塞米松，也可用氯倍他索、曲安奈德。

3. 抗细菌抗真菌抗皮炎三合一

常见皮肤病的症状大同小异，多数表现为瘙痒、红肿、斑疹、痂屑。一般很难分清哪个是细菌感染，哪个是真菌感染，哪个又是皮炎发生。何况病损皮区经常出现交叉，两种三种的混合型皮肤病已成常见。于是，针对这一现象，已生产出混合型的复方药物。例如，曲咪新乳膏，就含有三种主要成分，其中，曲安奈德可抗皮炎，咪康唑可抗真菌感染，新霉素可抗细菌感染。这就达到了面面俱到、效力很宽、使用方便、价格低廉的目的。

4. 皮肤病用药一览(14 种)

(1)莫匹罗星(百多邦),乳膏。外用。

本品为假单胞菌的酵解产物,局部外用抗生素。适用于多种细菌引起的皮肤感染和皮炎、以及湿疹所致继发感染。

(2)联苯卡唑(白呋唑),霜剂。外用。

本品为咪唑类外用抗真菌药。适用于体癣、股癣、手足癣、红癣、花斑癣等,及皮肤念珠菌病和念珠菌性外阴阴道炎。

(3)克罗米通(优力肤),乳膏、洗剂。外用。

本品能杀灭疥螨并具有局部麻醉作用。适用于疥疮、皮肤瘙痒和继发性感染。

(4)咪喹莫特,软膏。外用。

本品为免疫反应调节剂,能抗病毒、抗增生、抗炎症。适用于外阴部尖锐湿疣,配合内服药疗效更佳。

(5)维胺酯(痤疮王),乳膏,胶囊。外用,内服。

本品系维 A 酸衍生物。适用于中重度痤疮,对银屑病(牛皮癣)也有一定疗效。用药的部位需避免强烈日光照射。

(6)地蒽酚(蒽林),软膏。外用。

本品通过酶代谢的抑制,使表皮细胞生成速度和皮肤角质化速度恢复正常。适用于斑秃、银屑病。

(7)糠酸莫米松(艾洛松),乳膏。外用。

本品为皮质激素类药物,具有局部抗炎作用。适用于各类型皮炎和皮肤瘙痒。

(8)三甲沙林,片剂。内服。

本品为合成的补骨脂素衍生物。适用于白癜风、银屑病,与长波紫外线合用效果更佳。

(9)红霉素,软膏。外用。

本品为局部外用抗生素。适用于脓疱疮等化脓性皮肤病以及烧灼伤创面的感染。

(10)复方倍氯米松樟脑乳膏(无极膏),外用。

本品含有倍氯米松、樟脑、水杨酸、冰片等,具有消炎、抗菌、止痒作用。适用于皮炎、荨麻疹、湿疹、皮肤瘙痒等。

(11)曲咪新,乳膏。外用。

本品含有曲安奈德、咪康唑、新霉素等。适用于接触性皮炎、脂溢性皮炎、神经性皮炎、湿疹、体癣、股癣、手足癣等。

(12)复方醋酸氟轻松酊,外用。

本品含有氟轻松、水杨酸、冰片等,适用于神经性皮炎、银屑病。因酊剂(酒精溶液)渗透力强,且水杨酸可溶解皮肤角质,故快速见效。

(13)复方苯甲酸酊(灭丝菌),外用。

本品含苯甲酸(安息香酸)、水杨酸等,为强力杀真菌剂。适用于各种癣症如较顽固的甲癣和足癣。

(14)水杨酸苯酚贴膏(鸡眼膏),外用。

本品含水杨酸、苯酚(石炭酸)等。适用于手足鸡眼、老茧。水杨酸腐蚀皮肤角质,让鸡眼坏死,苯酚杀灭细菌。

C 11. 抑郁症自疗方略

1. 可怜的人

抑郁症是以情绪低落和抑郁或焦虑为主要症状的疾病。由于症状比较隐蔽,常被主观和客观忽视,造就一群可怜的人。

首先,患者的心境可怜。他们情绪低落,心中压抑,无端失眠,莫名焦虑。成天忧心忡忡,对任何事都不感兴趣,自怨自艾,欠咎自卑,甚觉人生乏味,苦海无边。不少人面对优裕的环境和丰富的物质生活，竟悠悠不解地自叹：样样都好，为什么我还忧愁！

再者，他们处境可怜。多年来不良的社会生态，他们可能被认为缺乏乐观主义、“思想不健康”等。而且这种病过去一直归属精神科，对患者产生“精神病”的潜在压力。现今还有不良奸商，对抑郁症胡编乱绉，危言耸听，意在推销昂贵药品，却令患者惶恐不安，无所适从。

还有，他们前景可怜。由于病情发展，他们心里越发低沉。有的久久追思张国荣，同病相怜，企望解脱。大学生，中学生自杀者并不罕见，有的用煤气，有的用安眠药。事后家人甚至父母都悲叹道，怎么事前看不出一点迹象！可见他们内心的压抑有多深。近年来，自杀倾向亦朝老年人扩散，有的老人，净身着新衣，还与人笑谈后悄悄离去，令人扼腕嘘唏。

还有，他们无知可怜。尽管抑郁症发生率年年上升。但他们长期以来都对病因病原无知，对诊断治疗无知，对自疗自救更是无知。他们只好把悲苦压抑在心中，无助地叹息着。

2. 抑郁症的病因主要是五羟色胺水平低下

抑郁症的病因研究归属于精神医学范畴，而且患者的精神因素又能够影响疾病的进程。这样的现象可能给人错觉，似乎抑郁症的发生仅属于精神而与物质无关。近代研究的结论指出，抑郁症的根源在于人体相关物质的缺乏，并非完全的精神因素。

大脑里有着上千亿的神经细胞，细胞与细胞之间依靠神经递质传递生物电信号。有一种名叫五羟色胺(5-HT)的神经递质，携带着令人快乐的信号，从一个细胞的发送体过渡到另一个细胞的接受体，于是造成身心愉快的生理状态。

如果出现病理状态，则是因为传递过程发生了如下故障：发送体虽然发出了足量的五羟色胺微粒，但多数未能及时进入接受体，又被发送体再摄取回来。也就是说，传递成功的五羟色胺数量不足，物质有效利用率太小,快乐信号的总体水平低下,以致抑郁情绪发生。

要克服这种故障,首先想到的办法是直接补充五羟色胺,如摄取牛奶、鸡肉、香蕉等(含色氨酸),让接受体吸纳物质的机会增多,以期提高信号水平。然而这个办法实际上收效甚微。因为外源性五羟色胺难以透过血脑屏障进入大脑,不能发挥作用。

另有一个间接办法效果很好。有一类名叫五羟色胺再摄取抑制剂的物质(SSRI),它本身并非五羟色胺,但它能置身发送体的前面,好似单向屏障,把已经发出的五羟色胺阻挡在发送体之外,不让其被再摄取回来。迫使它们进入接受体,提高了五羟色胺的利用率,弥补了物质缺失,提升了快乐信号强度,从而使抑郁症状得到改善。这类五羟色胺再摄取抑制剂(SSRI)已成为当前治疗抑郁症的主要药物。许多抑郁症患者都会用到它。

3. 抑郁症的自我诊断

参照世界卫生组织的诊断表 ICD 和美国医学会的诊断表 DSM,综合形成下面的抑郁症自我诊断表。

抑郁症自我诊断(共 9 条):

(1)情绪低落,心中压抑; (2)对事物丧失兴趣和快感;

(3)倦怠疲惫,精力不济; (4)睡眠障碍,失眠或嗜睡;

(5)食欲明显减退; (6)注意力不集中;

(7)焦躁不安; (8)自卑感、负罪感;

(9)沮丧轻生,自杀念头。

上列 9 条症状,根据自己实际情况进行勾选,数目不限。如果选中的症状:数目达 4 条或更多;且其中至少有第 1 条或第 2 条;且这些症状持续 2 周以上。那么就可以确定抑郁症诊断成立。若对某些症状自己犹豫不决,无法判定,可请周围亲友协助判定。他们的印象,亦属可信,因为旁观者清。

其实自我诊断完全不必这么繁琐。静下心来,默默一想,只要是长期无端的情绪低落、焦虑失眠，即可判定。尤其中老年人，含蓄理性，更需正视病情。宁可信其有的取向利大于弊，因为尽早试行治疗，多则两三个月，少则一月半月，就会获得良好体验，而且不会形成依赖。

4. 抑郁症自疗要点

抑郁症的治疗，主要靠药物，但精神的积极配合也很重要，可以获得更完美的效果。首先建立起良好的自我暗示：所用的药物，是贴心的伙伴，欢乐的信使，将领我回到愉快美好的天地。注意减少幽静独处的机会，尽量置身轻松愉快的场合。

药物的具体说明参见 B 篇（优秀药物选列），那里讲得很详细。这里仅作扼要介绍。药物共 4 种作选择。有艾司唑仑（舒乐安定）、氟西汀（百忧解）、西酞普兰（喜太乐）、艾司西酞普兰（来士普）。第一种艾司唑仑可选可不选；后面三种都是五羟色胺再摄取抑制剂（SSRI），必选也只能选一种使用，这一种就是主体药物，艾司唑仑可作配合。注意主体药物的说明书中都有一句既难懂又吓人的警示语，应当把它看明白，尽管那主要是针对儿童和青少年。不妨从 1/4 或 1/2 小剂量开始试用，一定是安全的。

抗抑郁药物可以促神经机制获取愉悦的感觉，并为心理活动增加健康快乐的气氛。这是一种正面的积极的效果，就普遍的意义来说，应当是有益无害，并且不存在成瘾性的问题。何况药物带来的快乐感觉，并非新增的特殊反射，不过是神经活动祛病后的良性的正态回归。故可放心使用。

C 12. 阿尔茨海默病(老年性痴呆症)自疗方略

1. 沉重灾难

阿尔茨海默病,又名老年性痴呆症,是一种进行性加重的大脑神经病变。好发于六十岁以上年龄段老人,现有年轻化倾向。由于起病隐匿缓慢,症状不明显,常被患者忽略。或有察觉,也仅仅视为衰老之常态。这个易被忽略的早期阶段,大约持续二三年,待到病情发展到中期和晚期,大脑功能的急剧恶化已不可逆,所有办法都回天乏术。

这时出现明显智能障碍和精神症状,可表现为失语、失用、失认、偏瘫、痫病发作等。最后成严重痴呆,卧床不起。对外界毫无反应,大小便失禁,生存十分艰难。此种悲惨情景,有过于精神病和植物人,于家庭和社会都是沉重灾难,全家受尽折磨,患者最后在痴呆迷蒙中离去。

2. 新的希望

随着医学研究的深入进行,对 30 年前人们束手无策的阿尔茨海默病现今有了新的认识。阿尔茨海默病是以进行性认知功能减退和行为损害为特征的中枢神经变性疾病。这种变性直接导致胆碱能神经元消减和死亡,并形成特定区域的脑萎缩。从物质作用看,胆碱酯酶对主导认知功能的乙酰胆碱的干扰和破坏,是疾病的一个主要成因。基于这样的认识,研究者已开发出几种以胆碱酯酶抑制剂为主成分的药物,如多那喜就是这类药中的一个典型。这种药物能对抗胆碱酯酶的破坏作用,从而恢复神经递质乙酰胆碱的正常功能。

美国医生临床研究表明,口服多那喜 30 周之后,轻中度患者的认知功能有明显提高,尤其是轻度患者,阻断了疾病的恶性进程,预后更加乐观。还有一种药物叫美金刚，作用更强，可以阻断神经元的衰亡，对重度患者都有一定效果。

3. 莫失良机

新药的发明，为患者带来新的希望。当务之急就应该是患者和家人启动警觉的心思，密切注意细微可疑的早期症状，同时关注遗传因素和铅铝中毒的因素。阿尔茨海默病最早的隐性表现为近记忆障碍，如刚约定的时间就记不清了，最近会过面的人认不得了，做事情丢三落四，有头没尾。最突出的是空间定向障碍，如偕友外出共同归来，对刚经历的道路、建筑和方位，别人都很清楚，唯自己脑海中一片模糊。

这类典型又不明显的细微症状，往往只有患者自己和身边的人才能察觉到。尤其患者个人的主动性警觉性至关重要。所以凡有早期征兆者，应立即建立个人档案，着手病情的记录和分析，只要诊断基本确立，就尽快用药。顽疾早治，莫失良机。为帮助自我诊断，下面将使用《简易智力测量表》（MMSE）。

4. 自我诊断表说明

自我诊断采用《简易智力测量表》（MMSE），其用途和方法是：

（1）本表用于老年性痴呆、血管性痴呆、精神智力障碍等疾病的辅助诊断。

（2）主试者可酌情改动题目，只要题型和难度相当。

（3）受试者每小题回答正确记1分，答错或不答记0分，全部30小题，满分30分。

（4）受试者总分低于26分，为轻度病症；总分若低于20分，为中度病症；总分若低于10分，为重度病症。

5. 自我诊断（总共30分）

（1）测时间和空间的定向力（小计10分）

现在是：哪一年？什么季节？几月？几号？星期几？（5分）

这里是:哪个省?哪个市?哪个区县?哪个建筑物?第几层楼?(5分)

(2)测记忆力(小计3分)

我现在说三样东西的名称,只说一遍,我讲完以后请你重复说一遍:电灯、公园、汽车。(3分)记分后再往下。

请你记住这三样东西,如果刚才没记好,我现在再说一遍,请记好了,过一会再问你。

(3)测注意力和计算力(小计5分)

请你算一算100减去7等于多少?将所得数再减去7等于多少?再减去7等于多少?再减去7等于多少?再减去7等于多少?(5分)

(4)测回忆力(小计3分)

请你说出刚才我让你记住的那三样东西:电灯、公园、汽车(3分)

(5)测语言和认知能力(小计9分)

(出示手机)这个东西叫什么?(1分)

(出示铅笔)这个东西叫什么?(1分)

现在我说一句话,请你接着重复一遍:“四十四只石狮子”。(1分)

我现在给你一张纸,请按我说的去做。“用右手拿这张纸”;“用两只手把纸对折起来”;“把纸放在你的左腿上”。不重复,也不示范。(3分)

这张纸上有句话,请你把它念出来,并照它的意思去做:“闭上你的眼睛”。(1分)

我给你一张纸,请你写出一个完整的句子(句子有主语、动词、有意义)。(1分)

我给你一张图,请你在下面空白处把它照样画出来:两个相交的五边形,交叉处是一个小四边形,给实图。(1分)

6. 自选药物要点

抗老年性痴呆症药物的选择和使用需注意:药物疗效较好,临床报告支持,副作用较小,调整剂量容易,对新药特药持谨慎态度。从小剂量开始试用,逐步增加,注意观察患者反应,及时调整。

当前较好的药物有多那喜(多奈哌齐)、加兰他敏(力益临)、美金刚(二甲金刚胺),可选择一种使用。这几种药物的具体说明,参见B篇(优秀药物选列)。

C 13. 帕金森病(震颤麻痹)自疗方略

1. 帕金森病折磨身心

帕金森病又名原发性震颤麻痹,常见于中老年人。由于该病主要累及运动神经,并不时产生怪异的动作和难看的姿势,使患者身心备受痛苦折磨。曾见柬埔寨宾努亲王,头偏一侧,震颤摇晃,不由自主,就是这个病。有的患者因为无知,难免胡乱投医,被当成风湿病、关节炎,浪费了时间,延误了病情。如果患者能够了解疾病的成因,能够主张正确的自疗策略,就能早日摆脱疾病的痛苦。

帕金森病的主要表现,一方面是静止性震颤,步态摇曳不稳。另一方面是肌肉强直僵硬,动作迟钝缓慢。也就是说,在同一机体上,既有不随意的震颤,又有不随意的僵直。该静止的静不下来,该活动的动不起来。看似两种相悖的动作同时出现,便是本病的特异之处。虽然病状表现在肢体,但问题却出在中枢神经。

2. 帕金森病是因为缺失了多巴胺

主管机体运动的神经,主要由多巴胺和乙酰胆碱两种神经递质进行调控。其中多巴胺主导神经抑制,维系着安定平稳的状态。而乙酰胆碱主导神经兴奋，带来紧张和刺激。两者协同配合，造就了静与动的自然平衡。如果平衡被打破，疾病就会降临。

帕金森病的主要病理特征是中枢神经系统相关区域中多巴胺能神经元进行性变性消失。导致神经递质多巴胺含量下降，加上突触间多巴胺的再摄取，以及单胺氧化酶对多巴胺的直接破坏，造成多巴胺势能下降，乙酰胆碱作用相对上升。简单地说，就是多巴胺绝对减少了、减弱了，而乙酰胆碱相对增多了、增强了。这种失衡的结果，就表现为帕金森病的震颤和麻痹。

3. 增强多巴胺的五条途径

在多巴胺神经传递中有个关于再摄取的机制必须一提，因为传递的成败与此相关。在正常时，多巴胺微粒被一种细胞发送出来，过渡到另一种细胞接受，完全成功。在病理阶段，虽然发出了大量的多巴胺微粒，但还来不及全部进入接受体时，发送体又把游离的多巴胺再摄取回来，好像已出手的东西又收了些回来，导致多巴胺接受数量绝对不足，而作为对立面的乙酰胆碱的数量则相对增多。也就是说，再摄取机制使多巴胺缺失了。

这里列出与多巴胺直接间接相关的5个因素：(1)多巴胺，(2)多巴胺受体，(3)对立面乙酰胆碱，(4)能直接压制多巴胺的单胺氧化酶，(5)阻碍多巴胺接受的再摄取机制。

针对这些因素，增强多巴胺的五条途径就显而易见：第一，增加多巴胺物质。第二，增强多巴胺受体的接受能力(用多巴胺受体激动剂)。第三，减弱乙酰胆碱(用乙酰胆碱受体抑制剂)。第四，减弱单胺氧化酶(用单胺氧化酶抑制剂)。第五，减弱多巴胺再摄取机制(用多巴胺再摄取抑制剂)。

4. 八种药物抗震颤麻痹演绎

为了增强多巴胺，按照上述五条途径，下列8种药物怎样对号入座，看似简单，实际有些曲折。演绎起来，甚是有趣，患者不妨共同参与。这是为了分享抗震颤麻痹药筛选的成果，也是为自己寻找最佳药物。

(1)多巴胺。初看之，这不就是最直接的补充剂吗！其实不然，因为外源性的多巴胺不能通过血脑屏障，不能进入大脑中枢，不能作抗震颤麻痹药物。很遗憾，多巴胺第一个就被排除。不过多巴胺另有大用场，被列入起死回生的抗休克药。

(2)左旋多巴。它是多巴胺的前体，它能通过血脑屏障进入大脑中枢，经中枢多巴脱羧酶作用转化成多巴胺，成为直接补充剂。左旋多巴是治疗帕金森病的经典药物，被医界称为金标准。真奇怪，绕了个弯子，左旋多巴倒成了正统。左旋多巴单用效果不佳，常需与辅助药物联合使用。

(3)苄丝肼。它是外周多巴脱羧酶抑制剂，能制止左旋多巴在进入中枢之前就被脱羧成多巴胺，造成浪费。它只能是左旋多巴的助手，必须与左旋多巴合用。

(4)多巴丝肼(美多巴)。它是左旋多巴与苄丝肼联合组成的复方药。虽然这是两种药的复方，但由于配比固定(4:1)，未必适合所有的情况，不能取代两种药分别独立地使用。

(5)普拉克索。它是较新型的多巴胺受体激动剂，非麦角类药。它可以单用，也可与左旋多巴合用。其不良反应比麦角类药更小。

(6)司来吉兰。它是多巴胺再摄取抑制剂并单胺氧化酶抑制剂，从两个方面避免多巴胺的衰减，提高了利用率。它与左旋多巴合用，能减轻左旋多巴引起的“开关”样的运动障碍。

(7)苯海索(安坦)。它是多巴胺再摄取抑制剂并乙酰胆碱受体抑制剂，一方面避免多巴胺减弱，一方面使对立面减弱。苯海索可以单用，但不及与左旋多巴合用效果更好。

(8)罗替高汀。它是多巴胺受体激动剂，与普拉克索相同，也是非麦角类。但罗替高汀制剂特殊，为外用缓释透皮贴片。每片10~40平方厘米，24小时释放罗替高汀2~8毫克，每日1次，贴于腹部。

看来，除了正统多巴胺本身，其他7种药物都入围抗震颤麻痹药。

5. 帕金森病自疗药物选择要点

自疗药物的选择要点是：药物疗效确切，有充足的临床实证；不追求新药特药，需适合中老年使用；不良反应小，安全性较高；剂量配置灵活度大，个体化方案易行；使用方便，价格平实。

这里提出4种药物供参考：左旋多巴、苄丝肼、多巴丝肼、罗替高汀（外用）。这几种药物的具体说明，参见B篇（优秀药物选列）。

D篇　抗老益生知识方法

桑枣中学叶志平校长脑溢血离世,57岁;苹果公司乔布斯总裁胰腺癌病故,56岁。他们英年早逝,乃人类的悲哀。他们为社会做出巨大奉献,留下丰碑,也留下无尽遗憾。他们要能健康长寿,那该多好!

D 01. 医药箴言,有益健康

1. 心理健康是长寿路上的灯塔

保健的四大支柱是:合理饮食,适量运动,戒烟限酒,心情愉快。其中,心理为首要,因为有了健全的心理,就能以智慧的头脑解决各项问题。控制饮食有理性,参加运动有积极性,戒烟限酒有意志力。

古医云:怒郁伤肝,忧思伤脾,惊恐伤肾,过喜伤心。情志的变化,对健康影响极大。如文革中的人物在遭受精神重创之后,大多迅速崩溃,不少发生癌症。所以,稳定情绪是中老年人修身养性的主要追求。

近代医学研究证明,良好的心理状态,可维护身体的免疫力,消除孤独感和忧愁感,远离疾病,延缓衰老。这对老人们来说,无异于留住了金色夕阳,留住了温暖和光明。

现代社会抑郁症多发,轻者失眠,重者轻生,多为忧愁和焦虑并行,难以自拔,呈痛苦的两面人状态。其物质基础是脑中缺乏五羟色胺。自疗应注重神药两解。除药物外,应建良好心理暗示,自我调治。

2. 人的寿命等于心脏的寿命

其实,人的寿命就是各器脏的寿命。心、肺、脑、肝、肾,哪一个缺失或停工,生命即完毕。心脏为其首席代表,每日跳动 10 万次,是一个肩负重任的伟大劳动者。脏器的健康长寿,就是生命的健康长寿。需要科学维护,合理照料。如心脏需要科学的营养,也需要科学的锻炼,而非饱食终日的将息。不然未老先衰,减少寿命。有研究数据表明,每年死于心脏血管疾病的人数,超过其他任何原因。

3. 运动促健康

(1)运动持之以恒,方知王道无近功。顶层设计的原则是:条件、兴趣、针对性。只有具备了合适的条件，浓厚的兴趣，才能坚持下去。只有具备针对性的项目配置，才能实现运动的目的。如走路运动与文娱活动相结合，不觉单调，不易疲劳，乐于长期坚持。施行一字梭、小飞燕、鸭凫水式的反翘运动，有益于改善颈椎、腰椎和肩周疾病，其效果超过药物。若再配合游泳，便是最理想的方法。只要平卧水中，解除重力压迫，颈椎和腰椎都获得柔和的牵引和全方位的波浪按摩，可谓完美的天然良方。有恒温泳池写着“颈腰疾，下水益”几个大字，即在宣传这个好的经验。事实上，很多参加游泳活动的老人，都一致称赞游泳为他们大大减轻了颈椎病和腰椎病的痛苦。需注意，伤残者需作个性化选择。还有，棋牌不能算运动。

(2)运动必须达到一定的数量和强度。数量的参考指标是每日步行3公里，强度的参考指标是最快心率达到平静时心率的1.5倍。假如平静时心率每分钟65次，运动时最快心率需达100次以上。这样才有好效果。如果步行3公里花时间1小时多，意味着悠闲地散步、漫步。虽运动数量达标，可强度太低，不符合要求。但若3公里中有一段大步流星快走、疾奔，令心率超过每分钟100次。这时全身血液循环加快，骨骼肌肉灵活有力，应激良好，热汗涔涔，强度达标，效果非常。

(3)在舒缓的运动中，其节奏和旋律要求做到：虚实相应、动静相合、意念相守、呼吸相配。把单纯的运动和意念呼吸结合起来，事半功倍，效果尤佳。既是运动锻炼，又是舒适的感受。运动中如有刻意的和非自然的憋气和呼吸停顿，这是不利的，注意纠正。

4. 珍惜天赐之宝

(1)宝贵的阳光，是万物的能源，可以供热、干燥、光合作用、补充人体维生素D、杀菌。地处阴湿之盆地，更要珍惜，充分利用。把阳台封闭成房间遮挡日光的做法得不偿失。注意，强烈紫外线可伤害眼睛，可致皮肤癌。

(2)新鲜的空气,是金氧之源。其流动性使大气丰富多彩,激活世界。而汽车尾气和工业及生活产生的废气,会污染环境,使人致病,导致肺癌患病率上升。所以不宜封闭阳台,隔断新空气;室内勿置炉灶,勿晾衣,勿养宠物和鱼虫花草,因为它们排放废气,争夺氧气,散发有毒微粒、螨虫,及各种微生物和纤毛。

(3)纯净的水,天人相应,人体和地球的70%都是水,所以人应适当多饮水,但不宜暴饮。现在最好的水是自来水,百年前最好的水是雨水,现在的雨水和山泉都可能被污染,如硫、磷、汞、苯等,十分可怕,不能直接食用。自来水加装过滤装置反而有害,过滤装置本身就是一个污染源。桶装水多含细菌杂质,少用为佳。电动泵水瓶不如手动气压水瓶卫生,因为水流经泵芯转叶时,容易遭到污染。

5. 营养组合,存益去毒

(1)主食。指脂肪、蛋白质、碳水化合物。

脂肪、蛋白质、碳水化合物的配比约为1:3:6,不可偏颇,除非特殊情况,总量的增减不影响三者的配比。

缺脂肪之害:脂溶性维生素流失。失维A致眼病,失维D致骨疏,失维K致出血,失维E致不孕。衰弱,健忘,皮肤干燥和粗糙。

缺蛋白质之害:水肿心衰,肌骨无力,发育迟缓,大头娃娃,体智皆弱。

缺碳水化合物之害:疲倦乏力,肝脑受损,肠胃萎缩,菌群失调,毒素蔓延。

食物计量时勿忽略零食。如素食者虽忌油荤,但每天大把核桃松仁,瓜子花生,仍可致血脂升高。

主食之毒:生物毒——腐败、真菌、异常发酵;化学毒——甲醛、亚硝酸盐、三聚氰胺;神经毒——苏丹红、柠檬黄、地沟油、硝盐肉、牛肉精、火锅红等;生理毒——氧化的油类,如开瓶后的剩油,氢化的油类,如植物奶酪,即人造奶酪。

防毒方法:购买时辨认清楚,有毒物不入家门。择新鲜的使用,陈旧食物不入口。开瓶开包后余料尽快用完,不然被氧化亦生其害。人造植物奶酪属于有害的氢化油类,又名反式脂肪酸,多国早已禁用。

(2)果蔬。供应维生素B、叶酸、烟酸、维生素C、镁、硒、纤维多糖等。系全面营养之必需,增强免疫,祛病防癌,促进胃肠动力,排除毒素。

果蔬之毒:生物毒——病菌、病毒、微生物、寄生虫,如毒豆芽中致命的出血性大肠杆菌。化学毒——如甲醛、农药、磷酸盐、DDT等,可致腹痛腹泻,伤肝肾,促心衰。

去毒方法:瓜果去皮,蔬菜浸泡。强调用冷水清水,勿用热水盐水。

(3)食盐。是人体必需的矿物质,人的体液就是浓度为0.9%的生理盐水。供应氯和钠,每日限量6克,多食有害,尤其会损害心肾等重要器官。

(4)微生物。指寄生于体内的有益菌群,如乳酸菌、双歧菌等。它们嗜糖厌氧,怕抗生素,宜保持天然数量最好。保和丸和健胃消食片中的麦芽和神曲,就能扶持肠道的正常菌群。

6. 高血压箴言

(1)有高血压病不用药,将减寿20年;用药欠佳,减寿10年;无病也用降压药,减寿5年。

(2)血压正常值范围是收缩压90~140毫米汞柱、舒张压60~90毫米汞柱,上限140/90毫米汞柱,对糖尿病和肾脏病者,上限需降低。

(3)必须非同日数次测量血压,方能确诊。注意现在的假阳性误诊倾向,使无病者也吃药。

(4)切勿轻率地以头晕头痛、肢体不适等症状为据误判高血压,必须用血压计测定。

(5)如确诊为高血压病,必须长期服药。

(6)降压药分六类,注意药物的主体作用、多作用和副作用,个性化合理搭配。六类药名称的简单记法是:利尿、地平、洛尔、唑嗪、普利、沙坦。

(7)要寻得最佳方案,应从小量起试用。如氢氯噻嗪从1/4或1/2片试起,非洛地平从2.5毫克试起,等等。

(8)如已经在用药,但又存在怀疑,可用分段递减测试法判定,其末段确认时间至少三周(21天)。

(9)兼有脑供血不足者,降压勿过快勿过猛,老年单纯收缩期高血压之降压满意值为150毫米汞柱。

(10)中药降压尚无统计学意义,勿轻信。有所谓中成药,实际暗含西药,盲目使用风险很大。

7. 高血脂箴言

(1)高血脂,严格地说应该是血脂异常。其诊断的依据为四项指标的综合。这四项指标的名称是:总胆固醇、甘油三酯、低密度脂蛋白、高密度脂蛋白。

(2)前三项高了不好,第四项低了不好。血脂异常对心脑血管造成严重损害,决不可掉以轻心。

(3)若仅有甘油三酯轻度升高,可饮食调控、运动、戒烟、限酒、饮绿茶。

(4)如血脂异常,必须用药。但品种和药量的组合灵活度较大,需仔细斟酌。

(5)调脂药主要有三类:他汀类、贝特类、红曲类。其他如山楂、亚油酸、月见草也有一定作用。

(6)警惕他汀类和贝特类可能引起的副作用,最严重的是横纹肌溶解、肾衰竭。

8. 高血糖箴言

(1)糖尿病确诊应依三项检验:空腹血糖、糖化血红蛋白、葡萄糖耐量实验。

(2)类型Ⅰ属胰岛素绝对缺乏。类型Ⅱ属胰岛素利用不佳,现多为Ⅱ型。Ⅱ型糖尿病使用促泌药,要谨慎,以免胰岛功能耗竭。

(3)饮食要科学搭配。这饭是保命饭,弄不好就是夺命饭。要认真对付,别怕麻烦。

(4)运动十分有效:降血糖、促利用、促敏感、降血脂、降血粘、减体重、减轻器脏的损害。

(5)糖尿病必须用药,以保寿命。不要以有无症状来说事。

(6)用药需与医生一道,实行个性化最优方案,择品种、剂量、使用时间,以及并发症之处理。

(7)胰岛素乃本体之物,无成瘾之说。若具指征,宜早介入。此替代疗法效果良好,副作用小。

(8)所谓南瓜降血糖,是个骗局,多年前已被卫生部证伪。

(9)勿轻信单方偏方秘方。至今无中药有确切疗效。对以中成药为名义的降糖药物,要警觉其风险。如Y省产某中成药,其中含西药格列本脲,但因剂量不明,且无法个性化,被C省药监局宣布禁止在C省销售。但有的医疗机构仍向病人开处方推销,害人不浅。

9. 中药无害论十分有害

(1)中药人指甲、人中黄还有供应商吗?那么,锡类散和喉炎丸中的人指甲从何而来,卫生不卫生?

(2)含砷的雄黄和含汞的朱砂无害吗?那么六神丸中的雄黄和安神丸中的朱砂能不能放心?

(3)砒霜(三氧化二砷),可以治白血病,那可是提炼成注射剂在严密监控下使用的,谁敢把它熬水来喝!

(4)有一家医院使用中药龙胆泻肝丸,竟然害死5个人。原来是其中的关木通所含马兜铃酸引起急性肾衰而死亡。

(5)国外禁用中药黄连,因能致儿童黄疸。婴儿用黄连水漱口要当心。

(6)中药甘草属剧药,并非温和平安药。它可致水肿、高血压和精神障碍。所以,长时间服用甘草止咳片和甘草锌片等甘草含量大的药物,要注意其害处。

(7)中药六味地黄丸适合干燥贫瘠之地区,不适合阴湿富庶之地区。因前者多阴虚证等适应证,后者多痰湿证等禁忌证。

(8)少吃清热解毒药,如牛黄丸、上清丸等,它们杀菌不强,消炎不强,还败脾胃、伤元气,有的还价格昂贵。

(9)中药板蓝根主要对甲肝病毒有效,现做成广谱抗病毒冲剂,夸大作用,可能延误病人。

(10)中药里加入西药,要小心鉴别。维C银翘片能够解热镇痛,主要靠其中的西药对乙酰氨基酚(扑热息痛),但病人往往归功于中成药和维生素C。当病人同时服用几种抗感冒药,而至扑热息痛过量(多数抗感冒药都含有扑热息痛),又把过失归于西药,这是厂家误导所致。

10. 有益的经验和方法

(1)缓解下肢肿胀和静脉曲张的方法:鞋松袜紧,抬高腿脚,从踝部单向往上推拿。

(2)坐平板凳,睡平板床,靠平板墙,让驼背晚些到来。

(3)枕头做成圆筒状,免除颈椎病。高枕无忧是有害的。

(4)如果每天刷牙一次,何时最佳?早餐前刷牙,口腔永不干净;晚饭后刷牙,口腔有一半时间干净。

(5)让温热的淡盐水从口入,从鼻出,可清洗咽喉鼻腔,清除病灶,预防呼吸道疾病。

(6)面部皮肤的营养代谢靠皮脂腺和汗腺,这是最佳的自然方式。除非干燥时需薄霜保护,外加任何物质,大都有害无益。

(7)用手捧冷水洗脸,边洗边按摩。不用毛巾,不用肥皂。不伤皮肤,保养加锻炼。

(8)外伤处理速定方针之三判断:失血、骨折、感染。

(9)急救三件事:拨打120、胸外按压每分钟100多次、每按压30次做人工呼吸2次。

(10)旅途中勿冷饮,少油晕。宜食姜、椒、葱等辛辣刺激品和热茶咖啡,可避免晕车感冒呕吐。

(11)每日吃核桃数个,可改善尿频、夜尿和遗尿。

(12)皮肤皱缝处,如鼻翼、耳后、腋下、肛周等处有痒痛和微渗血,不必急做大处理,可先用抗真菌抗皮炎软膏,几天见效。

(13)每日细嚼慢咽生板栗几个,可增强消化功能。

(14)胃肠道感染都可用呋喃唑酮(痢特灵),不必具腹泻症状。多数有效,副作用小,不亚于诺氟沙星。

(15)抗感冒症状可单用对乙酰氨基酚(扑热息痛、解热止痛片),价廉效佳,具悠久历史。

(16)有益于改善眼病的药物:白藜芦醇(虎杖甙元)、花青素(蓝莓)、叶黄素(路丁)、核黄素(维生素B_2)、维生素A、维生素C、维生素E、锌。

(17)无论站着、坐着、躺着,注意保持反翘姿势,维护脊柱的自然曲线,预防颈椎病和腰椎病,有效地延缓衰老。

(18)无论处于什么姿势,进行什么活动,别忘了腹式深呼吸,这是增强代谢的优秀方法。

(19)烧伤、烫伤以及眼入毒剂,用自来水冲洗,越快越好。切忌抹油涂膏。

D 02．合理用药，趋利避害

1. 弄清楚药物名称，避免吃错了药

看看下面的等号和不等号：

单硝酸异山梨酯 = 异乐定 = 安心脉 …… = 欣康（共有 20 多个等号）。

尼群地平 ≠ 尼莫地平 ≠ 法莫替丁。

美托洛尔 = 倍他乐克 ≠ 倍他洛尔 = 倍托替克。

维生素 B_5 = 泛酸 = 泛酸钙 ≠ 碳酸钙钙片。

大枣的皮 ≠ 枣皮 = 山茱萸 ≠ 吴茱萸。

面对这一大串似同非同的药名，让人头晕目眩。如今医药产业的蓬勃发展，药品市场的快速扩张，造成了这样的一药多名和多药近名的现象。使用时必须仔细看明白，才不至于张冠李戴吃错了药。

例如，阿莫西林和阿司匹林就是两个易于混淆的药名。如果一个有青霉素过敏史的人，误把阿莫西林当成阿司匹林来服用，可能发生过敏性休克。如果一个有水杨酸过敏史的人，误把阿司匹林当成阿莫西林来服用，则可能诱发严重哮喘。似是而非，危害不小。

按药典载录，药物的名称有三个类别，即化学名、通用名、商品名。药物的化学名有的写起来读起来都艰深繁难，一般在研究领域使用。药物的通用名为法定名称，具唯一性。药物的商品名由生产厂家各自拟定，五花八门。同一药物的多个名称往往出自这里。

2. 正确计算药物的剂量，以免偏害

药物常用剂量单位是：克（g）、毫克（mg）、微克（μg 或 mcg）。注意，1 克 =1000 毫克，1 毫克 =1000 微克。如果省略了单位，则默认单位是克。如，1.0 =1 克，0.25 =0.25 克 =250 毫克。

还有一种单位叫作 IU(国际单位,简称单位)。IU 与毫克的换算不确定,随药物不同而异。如在青霉素,1 单位 = 0.0006 毫克, 1 毫克 = 1666 单位。在维生素 A,1 单位 = 0.0003 毫克,1 毫克 = 3333 单位。在维生素 E,1 单位 = 1 毫克,1 毫克 = 1 单位,等等。

抗生素阿莫西林有两种规格,每粒 250 毫克、500 毫克,如果一次要求服用 500 毫克,就要弄清楚该用 1 粒还是 2 粒。

降压药非洛地平,每粒 2.5 毫克、5 毫克。大的与小的为 2 倍之差。要是弄错剂量,可能引起血压大的变化。

三维 B 片由 B_1、B_6、B_{12} 三种合成。它的 1 片相当于三种药共 28 片的剂量,即相当于 10 片 B_1、10 片 B_6、8 片 B_{12}。

市售阿司匹林有三种规格,每粒 25 毫克、100 毫克、500 毫克。大的与小的为 20 倍之差。当用于抗血小板聚集时,每日最小量 75 毫克。但用于消炎镇痛时,每日最大量 4000 毫克。最高与最低的服用剂量相差竟达 53 倍。真不可掉以轻心。

市售叶酸片有两种规格,每片 0.4 毫克、5 毫克,剂量相差 12.5 倍。前者小剂量用于孕妇预防性益胎,后者大剂量用于常人治疗巨幼细胞性贫血。要是弄反了,一方可能损害胎儿,一方则缺乏疗效。

3. 警惕多药同宗,避免过量服用

对乙酰氨基酚(扑热息痛)是一个抗感冒症状的药物,效果良好,价格低廉,历史悠久,声誉卓著。因此在很多抗感冒复方药物中都包含有它,且为其主要成分。如感冒清、解热止痛片、维 C 银翘片、泰诺、白加黑、酚麻美敏、速效伤风胶囊、幸福伤风素、快克、可立克、美扑伪麻、联邦伤风素等。有人为求速效,同时服用多种成药,殊不知同一成分药物累积过量,药物中毒,成为教训。所以要警惕多药同宗,以免糊涂受害。

4. 服药方法也有讲究

服药的姿势要讲究,最好取站姿服药,而且要以足量的水,一般

不少于200毫升。还要较快吞下,不要久留口中。这样做,药物可以顺利滑入胃中,不会伤害咽喉和食道。现在的药粒越来越大,所以一次不能太多粒。其形状有圆片形、三角形和长卵形,这些形状都可用。但要拒绝使用球形,因为球形容易落入气管引起窒息。其剂型有普通片、分散片、肠溶片和胶囊等,其中需防止胶囊在口中溶化黏结。

有人大量吃药,但身姿扭曲,水量又少,以致药粒下滑不畅,对食道造成腐蚀。有人口含药粒未及时下咽,胶囊溶化黏结成块,噎住咽部,哽呛不已。

曾有一例患者,因胸部剧痛,脸白失血而急诊。经查系食道破裂大出血所致。进一步探查发现,食道肌层竟嵌顿着两粒阿司匹林残片。这就是服药方法不当造成的严重后果。

5. 中药一般不宜泡水和煲汤

中药人参、黄芪、虫草、当归、阿胶、枸杞、三七等一般不宜泡水作茶饮。因为杯水热量不足,既泡不出药性,又杀不死虫菌。徒具雅观,实无补益。这些中药材,也不宜煲汤作肴。如果加料少了,药性寥寥,缺乏药力。如果加料多了,汤味变药味,非药非肴,两者皆失。所以,茶就是茶,汤就是汤,药就是药,还是分而治之为妙。注意,煎煮前最好用清水漂洗,以去掉药材身上残留的杀虫毒剂,如硫黄、氯化钴、磷化铝等。

有的中药,本身就是食物,当然可以煲汤做菜了。如山药、茯苓、莲米、苡仁、芡实、银杏、藿香、苏叶、马齿苋、鱼腥草(侧耳根)等。

6. 不药胜中医,精神最重要

"不药胜中医",这是说不用药物而能防治疾病,就抵得上一个中等水平的医生了。它实际告诫人们,对于细菌、病毒和肿瘤细胞等致病因子的侵袭,首先依靠的不是药物,而是机体的免疫功能。就癌症而言,人体一天可生长数百至数千个由正常细胞异变而来的前癌细胞，但在数十亿个 NK 抗癌免疫细胞的严密监控和强力围攻下，被及时消灭，阻止了癌症的出现。可是，如果人的精神遭受创伤，或长期情绪不良，NK 细胞的免疫能力就大幅度削弱。而且这时正常细胞突变癌变的数量又剧增，形成敌强我弱，真正的癌症就降临了。所以良好的精神和情绪，是维护免疫、战胜疾病的首要条件。

7. 药物致害的历史风暴

(1)沙利度胺致胎儿海豹肢畸形。沙利度胺是一种抗早孕反应药物。1957 年上市，在欧洲广泛应用。几年间，在 17 个国家共引起胎儿海豹肢畸形 1 万多例，掀起药害风暴，震惊世界。

(2)用孕激素保胎致女婴器官男化。二十世纪中期，美国在 10 年间发现 600 多例女婴器官男化。调查证明，系孕期母亲为防止流产而使用孕激素(如黄体酮)所致。

(3)替马沙星致低血糖休克。抗生素替马沙星 1991 年上市，一年时间就出现 300 多例药害事件。有 8 例低血糖休克，其中 3 例死亡。

(4)拜斯亭引起横纹肌溶解。降血脂药拜斯亭 1997 年上市，四年后就撤出市场。原因是引起肌无力和横纹肌溶解，导致肾衰竭而死亡。药厂付出了巨额赔偿。

(5)抗牛皮癣的乙双吗啉致白血病。1986 年起五年间，用乙双吗啉治疗银屑病，诱发白血病 44 例。我国于 2002 年停止使用。

(6)酮康唑致肝损害。1992 年报道，6 年来用抗真菌药酮康唑治疗甲癣和脚癣，引起肝脏损害 22 例，死亡 3 例。

(7)感冒通致血尿。用感冒通治疗感冒，引起血尿 60 多例，大部分为儿童。可见感冒药也能害人，需要当心，尤其是老人和儿童。

8. 警惕暗含雌激素的复方药物

曾经作为妇女更年期综合征激素替代疗法的 HRT，在总结正反两个方面的经验后，于 2002 年做出弊大于利的安全性评估。因为 HRT 被证实有增加癌症和心血管病的危险。所以必须高度警觉。

现有不良医生使用暗含雌激素的复方药物。美其名曰"无激素、纯天然、养肌肤、保青春、延缓衰老"。迎合了一些对生理和药理不熟悉的人的追美心理。酿成了严重后果。

更有甚者谎称该药物的主要成分是所谓既具有雌激素样效果,又绝对安全无害的植物大豆异黄酮,可以放心使用云云。很具欺骗性。

9. 警惕暗含皮质激素的复方药物

有不良商家在补血益气的中成药里,暗中加入肾上腺皮质激素。广告却张扬为有益无害的纯中药,助气血两旺,促精力充沛,很能蛊惑人心。服用皮质激素的人在短时间内的确可表现出情绪欣悦、脸色红润、胃口增加、活性提高。但这样的效果仅是短暂的假象,而且是以严重透支机体长远应激能力为代价的。

皮质激素的不良作用有血压升高、蛋白分解、骨质疏松、多发感染、亢奋失眠、肌力软弱、颜面潮红、皮薄多毛,还呈水牛背满月脸型的向心性肥胖。由此可知,因误服大量皮质激素所形成的短暂的健美假象,不过只是昙花一现而已。

10. 当心中药里添加的降压药和降糖药

在一种以杜仲为主成分的中成药里,因为添加了西药降压药,所以有明显的降压效果。但不良商家掩盖事实,把降压效果说成是中药杜仲的作用。一些迷信中药无害论的病人就自愿高价求购,不仅经济上吃亏,更因该降压药在类别和剂量上的不可选择和不可个性化,使病情难以正确控制,让健康蒙受损失。

类似地,有一种以地黄丸为主成分的中成药里,因为添加了西药降糖药,所以也有明显的降糖效果。但中成药的服用方法是固定的,一日 3 次,每次 N 粒。以致有人降糖不足,也有人因降糖过度而致低血糖休克,后果严重。因此要特别留心,远离这些挂羊头卖狗肉的药物杀手。

以上这些药物都没有取得国家食品药品监督管理总局的正式批文，细看包装说明，就能鉴别出来。

11. 左旋氨氯地平比混旋氨氯地平更好

降压药氨氯地平，澳大利亚辉瑞公司原产，进口商品名络活喜，是世界上销售量最多的一种降压药。这种进口药因降压效果明显，又属先期开发的新药，故一度受到中国人的青睐。随着临床应用的总结和评估，发现它具有一系列不良反应，如水肿、眩晕、潮红、头痛等，一些人无法耐受。而且价格较贵，加重了经济负担。因此人们盼望价格便宜的改良新品出现。

从化学结构看，氨氯地平是由其左旋体和右旋体各占一半比例混合而成的混旋体，又称消旋体。这混旋体的降压作用主要来自于左旋体，而不良作用主要来自于右旋体。左旋体的降压作用是右旋体的1000倍，而左旋体的不良作用只是右旋体的几分之一。简而言之，就是左佳右劣。

近年，我国已经开发出氨氯地平的单一左旋体。药物通用名为左旋氨氯地平，商品名为施慧达，国药准字H19991083，拥有独立知识产权。左旋体的问世，达到了存利避害的目的。而且，由于剔掉了右旋体，剂量只需原来的一半。原来用5毫克，现在只用2.5毫克。同时，价格也明显下降了。

所以，原先使用的进口氨氯地平(络活喜)，现在就可以换成国产左旋氨氯地平(施慧达)。

12. 以最小剂量获得满意疗效

生病吃药，天经地义。但是少药为佳，则为更高境界。要做到以最小剂量获得满意疗效并不困难，但必须进行科学的自我监测。

以降压药为例。某人为高血压病患者，如欲将收缩压降至130毫米汞柱以下水平，假定他的生理个性决定着只需用某种降压药25毫克就行。而实际上他按常规处方每日服用1片80毫克，测得血压

112 毫米汞柱，当然达标了。但是他试探着减量，只服半片 40 毫克，测得血压 123 毫米汞柱，也达标。再减量，只服 1/3 片 27 毫克，测得血压 129 毫米汞柱，还是达标。结论是，仅以三分之一的处方剂量，也获得了满意疗效。

注意，每次调整药物剂量后，都必须测量血压连续 5 天以上，才能知道血压的稳定数值，从而对调整方案的恰当与否做出正确的评价，并因此提出新的对策。

调整药物的剂量，有时需要分割药粒。鉴于分割的可操作性，需根据药物的剂型来考虑。普通片、分散片、胶囊都可以进行分割。而控释片、缓释片、肠溶片则不允许进行分割，否则破坏药物的正常效能。

13. 合理使用维生素类物质

这里所说的维生素类物质，泛指维生素、无机盐、矿物质和微量元素。

维生素，顾名思义，即维持生命的要素。这表明维生素对于人体的不可或缺。人体需要数十种维生素类物质来保证生理活动的正常进行。如果按预防保健的要求配制多种维生素药片，是否需要把这几十种全部加入？当然不会这样。因为有的物质，如磷和维生素 B_4 不会缺乏，盲目补充毫无意义。还有一些物质，如铁和钾，少了不行，多了有害。如此筛选下来，加入多种维生素药片的物质大约 20 多种。这样的多维制剂，覆盖了较广泛的需求，安全有效，价格不贵，使用方便，每日就 1 粒。不失为中老年人群的实惠选择。

大凡多种维生素片，主要有以下物质组成：维生素 A、维生素 D、维生素 K、维生素 E、维生素 C、维生素 B 族、钙、铬、锌、硒等。这样的配方，是由医药学和营养学专家通过科学分析和实验研究而形成，值得信赖。

此外，如果有维生素缺乏的病症出现，或者因特殊情况使需要量有所增大，就应当有的放矢选择性地补充某些物质。如儿童生长期对钙的需求量大，以及老年期钙的流失量大，就应对钙进行补充。如果经常感冒，以及伤病之后康复缓慢，则可补充能促进免疫功能的物质，如黄芪、维生素C、维生素E和锌。

维生素类物质并非绝对有益无害，有的就是双刃剑。如果盲目大量摄入，可能造成危害。

维生素A，是个好东西。用于治疗眼干燥、角膜软化和夜盲症，效果良好。而且在营养皮肤和抗御肿瘤方面，有着积极的作用。但是，如果大量使用，可能造成肝脏不可逆的严重损害。动物肝脏的维生素A的含量很高，以鱼肝油为代表的制剂就是典型，所以不能过多食用动物肝脏。

维生素D，也是一个好东西。它能促进钙和磷的吸收，维护牙齿和骨骼的正常发育生长，亦用于治疗小儿佝偻病。维生素D还能对细胞免疫功能进行合理调控，使之既不低下又不偏亢，意义十分重大。但是如果长期超量使用，则可造成维生素D中毒。曾有发育期少年因过量服用维生素D致骨形畸变，鹰鼻鹞眼，显得怪异。畸形不可逆，教训颇深刻。

14. 胃病用药要点

胃病属于常见病，多发病。如果用药不当，疾病经久不愈，既遭病痛折磨，又因消化吸收功能障碍导致营养不良，身体日渐衰弱，还可能发生恶变。

胃病通常以消化不良、疼痛饱胀、返酸烧心等为主要症状。常见的病种是胃炎、溃疡和食道反流。近代研究证实，产生胃病的主要原因有两个。一是渗透力极强的幽门螺旋杆菌（HP）感染，二是强大的胃酸把胃黏膜腐蚀了。找到了病因，就好对症下药了。

抗HP感染，可用阿莫西林、克拉霉素、甲硝唑等。抗胃酸可以用铝镁制剂、雷尼替丁、奥美拉唑等。如果胃部饱胀并食欲减退，表明胃动力不足,排空不良,可以用多潘立酮、西沙必利、曲美布丁等。还有一类胃病,主诉不思饮食,长年消化不良,经专科检查并无胃炎溃疡等实质病变。另外伴有失眠、情绪低落和焦虑状态,这提示抑郁症倾向。忧思伤脾,严重的可致神经性厌食。应当用抗抑郁症药、中枢镇静药,并配合益气芳香健胃的中药,如六君子汤、香砂养胃丸等。

切勿盲目使用抗胃酸药。因为胃酸本身是一种宝贵的能量代谢物质,依靠它帮助消化,杀灭病菌。而且和胃酸并生的胃液中含有多种有益的元素和激素,维护着主要的生理功能。所以,抗酸治疗应避免矫枉过正。特别是中老年人,他们的胃酸分泌功能本来就低弱了许多,如果强行抑酸,而且深度抑酸,则可能把珍贵的胃壁细胞抑制到萎缩,人为造成萎缩性胃炎,增加胃癌发生的概率。

近来有医院处方轻率地把奥美拉唑等抗酸药当作理想的无条件的“胃黏膜保护剂”来使用,而且用量大,疗程长。好像是分明是晴天,却要一直撑着雨伞去挡雨。为什么会出现如此偏执现象,可能是认识上片面性所致,也可能是一些进口抗酸药价格昂贵的原因。

D 03. 食物血糖生成指数(GI)的应用及质疑
——干饭稀饭哪个升糖高?

1. GI 功不可没

食物血糖生成指数,即 GI,表示某种食物摄入后引起的血糖改变,即餐后血糖上升程度的数值表达,故又名升糖指数。

多种食物的 GI 是一个大数据库。而数据库的建立也是一项浩大工程。国家卫生部于 1998 年开展相关基金课题,就各类食物共 208 种进行大样本实验研究,结果制成我国第一份《食物血糖生成指数表》。该表载于 2002 年版和 2009 年版《中国食物成分表》一书,在网络上也能查询。

该表共列出 208 种食物的血糖生成指数。GI 在 75 以上为高指数食物,GI 在 55 以下为低指数食物。为便于讨论,本文从 GI 表中选出高中低指数食物共 15 种列于下面。

	食物	GI
高指数食物	麦芽糖	105
	葡萄糖	100
	白馒头	88
	大米饭	83
	南　瓜	75
中指数食物	蜂　蜜	73
	西　瓜	72
	大米粥	69
	马铃薯	65
	硬面条	60
低指数食物	山　药	51
	巧克力	49
	梨　子	36
	牛　奶	27
	黄　豆	18

GI 较准确地表达了食物中碳水化合物(包括多糖、寡糖和非葡萄糖形态的单糖)转化成葡萄糖时的转化率和转化速度。高 GI 食物,转化率高,速度快,血糖峰值高(其中麦芽糖的 GI 比葡萄糖还高,因为麦芽糖由双分子葡萄糖组成)。而低 GI 食物,转化率低,速度慢,血糖峰值低。所以 GI 用于指导心脑血管病人和中老年人的膳食管理,以及运动员和特殊劳动群体的膳食管理,意义重大。尤其对内分泌障碍如糖尿病患者的饮食指导,更是可贵的金玉良言,因为糖尿病

患者的每一口饭菜都与生命息息相关。

有了GI表,人们可以科学合理地安排食谱。如选用低GI食物,或将不同GI的食物合理搭配。即使必须选用高GI的谷类食物,也可以通过改变烹饪加工方式来降低GI值,减少盲目性和随意性。曾经一度风行的南瓜降血糖说法,害了不少人。在GI表上南瓜赫然居高位,GI值达75,可引导人们从误区走出来。民以食为天,食物血糖生成指数GI表的建立,对于人们科学饮食、健康生活具有长远的意义,功不可没。

最早的食物血糖生成指数表是国外1981年公布,仅列出GI值62个。至1995年,美国发表的国际食物血糖生成指数表汇集了565种食物的GI值,信息共享,促进了世界食物营养研究事业的发展。

2. GI的定义有点深奥,但测量却简单有趣

为便于讨论,下面列出一组数据,其中血糖值单位为毫摩尔每升。而对于还原过程中的餐后血糖,是采用原型离散型4次血糖值进行模拟,而未采用变异连续型血糖曲线函数值。并且假设葡萄糖的参照值是7.0,特此说明。

食物	餐后血糖(平均值)	GI	碳水化合物含量	对应食物量
葡萄糖	7.0	100	100%	50克
大米饭	5.8	83	77%	65克
大米粥	4.8	69	77%	65克
南瓜	5.3	75	5.3%	940克

GI的定义是,含有50克碳水化合物的某种食物与50克葡萄糖餐后2小时内4次血糖平均值的比值的百分值表达。即以葡萄糖的GI作为100,其他食物的GI都成为整数,且绝大多数GI低于100,仅麦芽糖GI为105。

根据定义的内涵,现在对GI的测量创建过程进行还原,十分

有趣。

首先，选一组健康志愿者7人，他们将每天实验一种食物，共需208天。7人一组即为一个实验样本。样本越大，共性越强，实验结果具有代表性，具有普遍意义。选择健康人样本，也是为了保证数据的正态性质，数据将成为常用的公共信息资源。为叙述更为简单，把这一组人看成一个单体。所谓血糖数，即暗指7人血糖的平均数。而所谓血糖平均值，则是4次测量血糖数的平均值，所以表中所列的餐后血糖，实际已经包括横向和纵向二度平均的特征。

以标准食物葡萄糖为例。清晨空腹时，志愿者测血糖一次，此为空腹血糖，仅作基础观察用，不参加实验计算。将50克葡萄糖加水至200毫升，5分钟内饮完。从饮葡萄糖水开始计时，每30分钟抽血测量血糖1次，至餐后2小时最后1次，共测得4次血糖值。计算得到平均值假定为7.0。注意，这个餐后血糖不能作为常规葡萄糖耐量试验结果看待。因为这不是餐后1小时和餐后2小时的点值，无法对比。而且这里口服葡萄糖仅50克，与耐量试验的75克差距甚大。接下来，把餐后血糖7.0除以变换系数0.07，所得值100就是葡萄糖的GI值。

由此，以后的207种食物的每一种，只要将其实验所得餐后血糖（平均值）除以变换系数0.07，就创建出该食物的GI值了。

这里需要特别提及，创建的大米粥和大米饭的GI，按权威表中所列，大米粥（69）低于大米饭（83）。但就这两个数值的孰大孰小，已在民众中引起巨大反响。

3. 纠结与质疑

一直以来，69和83这一对数字，似乎令全社会都耳熟能详。纠结的焦点在于，GI为69的大米粥（稀饭），其升糖的效应理当低于GI为83的大米饭（干饭）。但在实际中几乎所有的人都一边倒地持有相反的感受或看法。有人激动地表示，凭常识都知道稀饭消化快，吸收快，血糖应该更高，因为GI不就是换了马甲的血糖么！还有人用自测的方式，尽管欠规范，但都大体上得到一致的意见，认为稀饭升糖高于干饭。于是对大米粥GI值低于大米饭的质疑，已成为多数人的共识。那么，面对民间弥漫的意见，有无相关权威的声音出现?

4. 权威的一点声音

2007年，广州内分泌学会报告了对31例糖尿病人分别进食大米粥(稀饭)和大米饭(干饭)的餐后血糖变化，并与碳水化合物等量的葡萄糖作对照。餐后4次血糖测定，一切均按标准模式进行。结果是，进食稀饭组的餐后血糖明显高于进食干饭组。尤其餐后1小时的血糖值，进食稀饭组竟高出了4.2毫摩尔每升。这次实验结果，有力地支持了质疑者的见解。而且就在这篇报告中，也明白地提到那个权威GI表中的69和83这一对数据。虽然未加评论，但言外之意，这次实验是有针对性的。

就这件事，GI表的权威作者曾对读者问书面作答。但其中只字未提大米粥和大米饭GI值的事。倒是另外说了一句，蒸米饭的GI比烂稀饭更低。这句话算不算对质疑者婉转的回应呢。

5. 自己动手，科学验证

面对稀饭干饭造成的悬疑，最好自己动手，既可验证孰是孰非，又作一次科学研究，还为下一轮的辩论准备好大数据。

为便于叙述，可以把餐后血糖值(4个数的平均值)叫作生糖值，其实这个值就是GI的前身。

第一天，试验干饭。取65克大米(正好含50克碳水化合物)，煮成1小碗干饭(平)，清晨空腹5分钟内把饭吃下，只吃白饭，不得外加菜肴饮料。从开始吃饭计时，每30分钟自测血糖1次，至餐后2小时末，共测得4次血糖值，其平均值就是干饭的生糖值。

第二天，试验稀饭。取65克大米，煮成2.5小碗稀饭，清晨空腹5分钟内吃下，同上自测血糖共4次，计算得到稀饭的生糖值。实验完毕。

实验结果的讨论如下：

(1)如果干饭生糖值高于稀饭，说明实验结果与权威GI表一致，应肯定权威GI表正确，应否定我们的质疑。

(2)如果稀饭生糖值高于干饭，说明实验结果与权威GI表相反，有理由坚持对权威GI表的质疑，等待GI表做出修正。

(3)比较干饭和稀饭的餐后1小时血糖，这个点值接近血糖生理峰值。比较的结果，既能指导生活实践，又具科研价值。

(4)另一天，清晨空腹5分钟内饮下50克葡萄糖的水溶液(约200毫升)，测量4次血糖，计算出葡萄糖的生糖值。假设这个生糖值是7.2，那么变换系数就是0.072(7.2/100)。于是，你的每一种食物的生糖值除以0.072，就创建出该食物的个性化GI值。这就是"我民版本"的GI表。若发布于公众信息，可让大家愉快共享。

注意，上述对权威GI表的质疑，仅针对其大米饭与大米粥数值的相对大小而言，其他无疑。

D 04. 细菌的益与害

1. 细菌好坏有别

肉眼难见的微生物分为细菌和病毒两大类。病毒皆有害，而且很凶猛。自早期出现的天花病毒，近期发生的艾滋、非典。以及当前肆虐非洲并惊吓了全世界的埃博拉病毒，都表明病毒十分可怕，必须时刻提防它们。

然而，细菌却不能一概而论。多种多样的细菌及真菌，它们有的有益，有的有害。就同一种细菌来说，随条件变化，还可能时而有益，时而有害。正因为细菌对人体生理病理的影响是多元的、巨大的，而且这种影响伴随生命的全部过程，所以细菌和人总是不断演绎着相辅相成和相生相克的多彩的故事，并积累了可资借鉴的宝贵经验。

2. 绿毛青霉菌产出了神奇青霉素

1928 年，英国医生弗莱明在实验中意外发现，培养皿中的可致化脓性感染的毒性很强的金黄色葡萄球菌，竟然被一种长绿毛的不速之客轻而易举杀死了。这种长绿毛的微生物被查明是青霉菌。进而发现这神奇的青霉菌的代谢物可以抑杀多种有害的病菌，而且对人体无害，于是，作为抗生素药品的青霉素就问世了。接着研制出链霉素、红霉素、四环素和头孢菌素等，形成了强力的以菌制菌的崭新格局。使原先非常棘手的细菌感染，如溶血性链球菌、流感嗜血杆菌、绿脓杆菌和淋球菌感染，其治疗变得快速有效，挽救了不少患者的健康和生命。可以说以青霉素为代表的抗生素的发明，在医学史上具有划时代的伟大意义，同时验证了用益菌消灭病菌的科学经验。传说汉唐时代有裁缝用长了绿毛的浆糊涂抹手上的伤口，避免化脓，促进愈合。想来这就是青霉菌素抗感染的最早民间实践。时至今日，这世界上未曾使用过抗生素的人恐怕已寥寥无几。

3. 细菌和它的生成物

人们对细菌的利用，有时是指对细菌代谢生成物的利用。如上述青霉素药品，就是青霉菌的生成物，而非青霉菌本身。事实上，如果直接吸入青霉菌菌丝体，可能诱发过敏性鼻炎。还有报告称，青霉菌孢子落入皮肤伤口和眼睛，会引起继发感染和角膜溃疡，称为青霉菌病。这时的伤口和眼睛成了营养丰富的细菌培养基，让绿毛青霉菌得以繁殖，导致疾病。由此可见，细菌和它的生成物对人体的作用有时不尽相同。通常把细菌的代谢生成物称为酵素，而细菌的增殖过程叫作发酵。若发酵时的菌种来源于空气中、水液中或物体中自然存在的细菌，叫作自然发酵，如农用沤肥和花肥发酵等。但若人为加入指定的优良菌种，则称为定向发酵，如醪糟和纳豆的发酵等。

4. 酵母菌是生活良友

酵母菌，作为人类生活的良友，已具千年悠久历史。最早的酵母利用起源于馒头发酵和米酒酿制。后来人们对各种细菌过程都冠以“酵”字，便是从这里借用的。酵母具有产气膨松、发生香味、催化反应、合成维生素，以及帮助消化的作用，所以在食品和药品方面都成为一方主角。著名的安琪酵母股份公司，是一家高科技细菌工厂。它从许多酵母菌中筛选出最优秀的菌种，严格保持其纯净的生物品质的传承，制成粉末状的活性干酵母，还分为多个品种。因为它安全卫生，容易保存，使用方便，价格低廉，所以得到好的口碑，并获得好的市场。工厂生产的干酵母主要有作为食品的面包酵母和酿酒酵母，以及作为药品的帮助消化的酵母片和补充硒元素的酵母硒胶囊等。另外，干杂店的酒曲和中药店的神曲，便是民间手工制作的干酵母，保持了传统绿色的优点，成为居家之常品。

5. 乳酸菌是健康卫士

乳酸菌(菌群)，也是人类的好朋友。它相伴人体一生，对人的健康长寿，具有决定性意义。乳酸菌能平衡体内微生态环境，提高食物利用价值，降低血清胆固醇，抑制内毒素的形成。人体肠道内常年栖息着数以亿万计的几百种细菌，分成以乳酸菌、双歧菌为代表的益生菌，和以大肠菌、荚膜菌为代表的有害菌两大类。当益生菌占优势时，人体便能保持健康状态。而益生菌之领军主力，则是乳酸菌。经研究证实，当人体疾病、衰老或大量使用抗生素类药物时，其乳酸菌数量，都呈大幅度下降。所以，一旦益生菌势弱而有害菌势强，造成菌群失调，就应及时补充乳酸菌，以恢复正常菌群环境。补充乳酸菌直接的方法是食用活性乳酸菌制品，如酸奶、泡菜、聚克胶囊等。注意，这里强调活性菌，是指制品中的乳酸菌是活菌，具有不断繁殖的能力。当然，活菌制品的保质期就显得重要。尤其是酸奶，保质期只有十几天，过期不能使用。另有一类乳酸饮料，不是活菌制品，保质期很长，那是通过乳酸菌发酵生成了乳酸之后，将其高温加热，灭活乳酸菌，仅保留乳酸的质感和口味，须与活菌制品区别开来。补充乳酸菌的间接方法是食糖品，这可以促进嗜糖的乳酸菌增殖而形成优势。吃蔗糖可以，吃低聚果糖或半乳糖等低聚糖也可以。但以低聚糖为佳，既可以满足乳酸菌，又可避免蔗糖升高血糖和血脂的风险。

在正常情况下，人们经常食用一些活性乳酸菌制品，十分有益。经研究分析得知，日本国民 30 年间平均身高增加 10 多厘米，平均寿命达 85 岁，对此，乳酸菌发挥了重大作用。日本全国乳制品市场 85% 以上的份额为乳酸菌制品所占据。另外，注意到东方人约有五分之一对牛奶不耐受。他们的消化系统先天缺乏乳糖酶，不能消化牛奶中的乳糖，以致发生气胀、腹痛、腹泻。如果改为食用酸奶，就能克服这一症状。因为在酸奶发酵过程中，牛奶中的乳糖被乳酸菌代谢，跨过了乳糖的消化障碍，酸奶成为这一人群的好帮手。

6. 泡菜不是咸菜，是乳酸菌保健菜

生活中，人们常自制一些发酵食品，如馒头、豆豉、泡菜、腐乳等。如果制品优良，就可达到促进健康、改善口感风味的目的。为此，应当了解发酵过程的科学原理，使用正确的方法，避免盲目随意，对健康造成危害。

这里讲制作泡菜的例子。首先要明白，泡菜与一般的咸菜有本质区别，泡菜不是靠盐渍配合调味料就能制成。泡菜是在乳酸菌液中定向发酵而成，因而具有乳酸菌素特殊的鲜香味和酸香味。而泡菜中的姜、椒、蒜、酒等物料，包括食盐，仅作调味，实际可有可无。因此，做好泡菜的关键就是培育好水中的乳酸菌。当然，如果是新起泡菜水，需要先引来优良菌种，就是优良的老泡菜水，此为定向发酵的必要条件。须知乳酸菌是嗜糖的厌氧菌，也就是说，乳酸菌喜欢吃糖，害怕氧气。于是，在水中加入足量的糖，白糖、红糖、冰糖均可。并采用盖沿加水等密封方法，让泡菜隔绝外界氧气。这样一来，乳酸菌群迅速繁殖壮大,既杀灭其他杂菌霉菌,又释放出鲜而酸的浓郁香味。于是新鲜可口的泡菜就制成了。明白了这个道理,就可以回答一个疑问:为什么加了那么多糖,泡菜却没有一点甜味?原来糖分被乳酸菌代谢,产出了乳酸,完成了甜变酸的生物学发酵过程。营养丰富、味道鲜美的泡菜适合所有人群,包括糖尿病人。但若取出泡菜,再放一点糖,这时可尝到甜味,因为这些糖还来不及被乳酸菌代谢。简而言之,做好泡菜的秘诀就是加糖和隔氧。只要完成这两点,泡菜就具有强大的自洁能力和保鲜能力。泡菜就不怕沾油,不怕沾生水,也不会长毛发霉,所制泡菜都清新鲜美,泡菜水永远干净鲜香。如果泡菜坛中水量不足,未能淹没蔬菜,需要加水。这时只需要添加自来水就行了,不必添加冷开水、纯净水之类。只要乳酸菌健在,任何杂菌都不是它的对手。何况自来水本身也干净卫生。

常吃泡菜,不仅味美可口,还有相同于吃酸奶的效果,补充乳酸菌,壮大健康卫士的队伍。

D 05. 自制葡萄酒有毒,二氧化硫是与非

1. 酒厂制葡萄酒无毒

酿制葡萄酒的原理很简单,就是让葡萄果汁经由酵母菌发酵产生出乙醇(酒精)来,但实际制造难度很大,不妨看看酒厂的工序。酒厂首先选用优良的酿酒酵母菌菌种以进行定向发酵,所用葡萄果汁也是上品,但无法清除其中诸多的杂菌。不像泡菜中的主菌乳酸菌几乎能够消灭周围的一切杂菌,这里的主菌酵母菌却无力全部消灭周围杂菌。也就是说,酿酒过程中杂菌与主菌始终并存。严重问题发生了,主菌可酿出美味的乙醇,而杂菌却因不受控制地加速果胶水解而酿出剧毒的甲醇。针对这个问题,在发酵开始时就加入能消灭

杂菌的二氧化硫以及偏重亚硫酸钾，而且在发酵完成后，灌装入瓶时，还要再次压入二氧化硫，以防杂菌东山再起。看一看合格的成品葡萄酒瓶上的标签，都注明了二氧化硫配方，以示安全郑重。启用时，将酒瓶摇置一会，让味臭有毒的二氧化硫气体充分逸出，以不致干扰醇香的酒味。

2. 自制葡萄酒有毒

上述过程表明，对杂菌的消灭，是成功酿制的要害。否则，让杂菌酿出了甲醇，也就酿出了毒酒，后果很严重。回顾几十年来，发生多起用甲醇兑酒骗人害人的惨案，致盲致死逾千人。甲醇外观性状酷似乙醇，又具乙醇的酒味，混在乙醇之中，一般很难发现。甲醇饮入3毫升可令人中毒，15毫升致盲，70毫升致命，是一个伪装佳酿的甜蜜杀手。酒客们对它不可不防。就着这样一个要害问题，来看看民间自酿葡萄酒的现状，不禁令人担忧。民间多数实行自然发酵而非定向发酵，其酵母菌菌种，不是外加的优良菌种，而是自然来自果皮上的野生酵母菌。因此，菌种品质的优劣具随意性，菌种的数量也很少，相比杂菌的数量，主菌未必占优势。更糟糕的是，酿酒者对于杂菌存在的危害性及其对策，要么无知，要么无力。即使知道了应该消灭杂菌，但看酒厂那一套复杂的灭菌装置，在他们也只能望洋兴叹。于是，糊里糊涂地，一罐罐无质量监测、无化学分析的自酿葡萄酒出堂了。姑且不论它们的口味如何，谁知道它们中含有多少甲醇。须知少量甲醇引起的慢性中毒，短时间不一定察觉，但远期后果不良，所以要重视在先，早作防备。甲醇对神经系统和血液系统影响很大，甲醇气体伤害呼吸道黏膜和眼睛，在相关工厂作业的人员，都需佩戴防毒面具。甲醇慢性中毒主要损害肝肾功能和神经功能，渐进性的表现有眩晕、乏力、头痛、耳鸣、视力减退和消化障碍等。甲醇的代谢产物甲酸和甲醛，危害性更大，严重时引起酸中毒，导致肾衰竭。甲醇在体内不易排出，会发生蓄积，增加了慢性损害的危险。所以对甲醇的害处，应持敏锐的戒心。

由此可知，限于家庭条件，无法实现二氧化硫灭菌规程，不能有效除灭杂菌，所以自制葡萄酒几乎不可避免地会酿出有毒的甲醇。

3. 二氧化硫是葡萄酒的朋友

二氧化硫作为葡萄酒酿制中的灭菌添加剂，已有五百年历史。1487年普鲁士皇室首颁法令确认二氧化硫在葡萄酒酿造过程中的重要地位，至今亦是世界葡萄酒业除灭杂菌的最佳选择，而且是唯一选择。也就是说，全世界的葡萄酒厂无一例外地使用二氧化硫作为灭菌剂。凡正规出品的葡萄酒，瓶签上都印有醒目的二氧化硫字样。为什么大家如此青睐二氧化硫？这也是择优筛选的自然结果。第一，适度的二氧化硫(0.02‰)能除灭杂菌而对主菌影响不大，这是其他很多灭菌剂办不到的。第二，它是气体，压入酒中发挥作用，待饮用时，它已逸出，没有进入人体，这是其他液体和固体灭菌剂无法做到的。第三，它压在成品的瓶装酒里，自动承担起防腐剂的作用，不然，葡萄酒保质期不足三个月。第四，它附带具有防氧化作用，使酒液的色泽和气味鲜美不衰，等等。纵观如此优越的特点，就葡萄酒自身的灭菌需求来说，在成百上千的灭菌剂之中，当然非二氧化硫莫属了。所以，事情绝非偶然。二氧化硫被葡萄酒选择，一路相随五百年。

4. 二氧化硫是大气安全的敌人

今天，若撇开葡萄酒将二氧化硫单独议论，恐会引起一片轰动。因为二氧化硫不是别的什么，而是当今饱受诟病的大气污染的头号元凶，也是人们谈虎色变的雾霾中第一有毒气体。二氧化硫可被吸收入血，损害肝脏，产生全身性中毒反应。对呼吸器官的刺激尤为强烈，可生成亚硫酸和硫酸造成对气道的腐蚀。吸入二氧化硫，不仅加重支气管炎等呼吸道症状，还形成肺气肿、肺心病。它若与苯并芘联合，致癌作用会增加数倍。大气中二氧化硫主要来自燃煤和低质燃油的排放，可形成酸雾弥漫空中，严重污染环境，危害人体健康。世界一些工业城市相继出现二氧化硫中毒事件以及死亡的案例。中国的形势也很严峻。

5. 想对二氧化硫说再见

随着二氧化硫负面舆情不断升级,越来越多的民众,尤其是酒客,对葡萄酒灭菌剂方案的安全性提出了大量质疑。这本不该成为一个问题,因为对二氧化硫的添加,各国历来就有极其严格的控制标准,确保在安全范围以内,长期来的应用实践也证明了二氧化硫添加剂的安全性。面对民众质疑,一些商家采取回避,甚至改换瓶签,去掉二氧化硫字样,有的用化学式 SO_2代替汉字,忽悠大众,以致引起纠纷。这样掩耳盗铃的做法欠妥,不如科学地讲清事实。作为添加剂尽管无害,但二氧化硫毕竟是具有刺鼻臭蛋味的有毒气体,若能改良,不更好么! 事实上,各国都在进行研究,以期找到更好的代用品。最近欧盟酒业大肆扬言,将尽快拿出新的方案,向多年老朋友二氧化硫说再见。

6. 自制水果酵素和自制葡萄酒一样

当前民间流行水果酵素的制作。参与者众多,成品不少,文字图片的信息交流量也很大。概括起来的印象如下。水果酵素选材主要有菠萝、苹果、黄梨、桔橙、柠檬、草莓等。做法很简单:将水果切片与糖粉交错叠放于容器内,密封一至数月,得到带酸甜酒味的汁液,便是水果酵素。尽管制作者对水果酵素究竟是何物都语焉不详,但从制作过程可以判断,这应当是酵母菌自然发酵酿成的某种果汁果酒,实际上和自制葡萄酒一样,其安全之虑仍在甲醇之产生。虽有的制作者十分强调卫生安全条件,厉行无污染操作,想必是为了消除杂菌。他们注意水果清洗后要充分风干才切片,容器和刀具要十分清洁干燥,最上面一层要盖放糖粉等等。这些措施都能有效地减少杂菌感染,降低甲醇生成的机会。但是成百上千的人各自为战,分散行动,缺少规范,见解不一,对杂菌的防范未必有效,其水果酵素成品的质量必然参差不齐。若一不小心酿出甲醇，发生慢性中毒，对健康的危害可就大了。他们验收时只看是否长了黑霉，没长黑霉就认为合格。殊不知甲醇无黑、无霉、无臭，还有酒味呢。另有人介绍加自来水酿制水果酵素，根本忽视杂菌消毒问题，竟获不少人盲目支持。甚至有人提出用垃圾果皮渣制成的水果环保酵素（本用作花肥）可以放心食用等等。这些信口开河的言论，贻害不浅，必须认真鉴别。

D 06．发酵食物天天吃，安全为重时操心

1. 一日不可缺的发酵食物

在我们食物集合中占有很大比例的发酵食物，如馒头面包、油条炸果、白酒红酒、大馍发糕、泡菜酸奶、豆豉豆瓣、酱油陈醋、果汁酵素等，都列在一日不可缺的食谱当中，故其安全性就极为重要。由于食物发酵均须与活性细菌打交道，这可是一群肉眼看不见却生龙活虎的微小生物，只有掌握它们的特性，懂得发酵过程的科学原理，才能做到趋利避害，保障安全。食物发酵，也是一场精彩的细菌战争，其中的变化，生动有趣。

2. 安全三要素

发酵食物的安全性结果，取决于三个相关的要素，即主菌、原料、杂菌。这三要素依照不同的状态配合起来，便构成四种类型的发酵过程。以下就各种类型分别进行简述。

为提高安全系数，各种类型的发酵均采用定向发酵方式，而不用自然发酵方式。须人工加入足量的优质的主菌菌种，一些菌种需要向专业厂家购买。本文所涉主菌菌种有面包酵母菌、酿酒酵母菌、枯草芽孢杆菌和乳酸菌等。

3. 熟料加主菌,发酵即成

熟料加主菌,发酵即成。如白酒、米酒、醪糟、豆豉。

以家常醪糟为例。将蒸熟的糯米适温加入酿酒酵母菌菌种(如酒曲)就成了。因原料糯米经高温蒸熟,杂菌被消灭,产品是安全的。在发酵成功后,还要高温加热一次。一方面灭活主菌,避免继续发酵使醪糟变酸。一方面消灭可能中途入侵的杂菌,以免这些活性杂菌摄入体内。但也有杂菌先前代谢的化学有毒物质不受高温的影响而存于醪糟之中,如出现苦臭的味道便是。所以发酵中一定使用洁净的容器,并适当加盖密封,以免杂菌中途侵入。有的在发酵成功后不作高温处理,直接放入冰箱冷藏。虽然醪糟继续缓慢发酵使口味有些变酸,但活性的主菌抑制了有害菌的滋生,维护了安全,使甜美的醪糟不致发霉变质,起到保鲜的作用。

还有家常制作黄豆豉。将蒸熟的黄豆适温加入枯草杆菌菌种(如纳豆商店所售枯草芽孢杆菌粉),发酵即成。再加入食盐、生姜、花椒等调味品,成为营养丰富、美味可口的下饭菜。这种豆豉实际就是当今日本纳豆的正统先宗。

4. 生料加主菌,发酵后制熟

生料加主菌,发酵后高温制成熟食。如馒头、面包、油条、烤馍。

以家常馒头为例。在生料面粉泥中加入面包酵母菌菌种(如安琪酵母),发酵后高温蒸熟即成。虽然生料中存在杂菌,但经验表明,这类来自空气、水源或容器的杂菌一般都会被强力的主菌面包酵母菌消灭,危险便不存在,产品是安全的。除非遭遇特殊的凶恶的杂菌,或主菌意外死亡(如酵母太陈),杂菌趁势生长,做出怪味馊味馒头。关于发酵,究竟需要多长时间才合适?时间短了,馒头成为死面疙瘩,时间长了,又成了酸馒头,很难恰到好处。正确的做法是"宁过之而无不及"。哪怕发酵成了酸面团,加入适量食用碱(纯碱碳酸钠),既中和了酸味,食用碱本身又能产生大气泡,连同酵母产生的小气泡,馒头变得松软且有弹性。

为保证完全均匀的发酵,必须充分揉制面团,要花力气、花时间。而且切好的面团块放上蒸格后还须"醒面"至少20分钟,让其充分膨松起来再升火开蒸,不然会做出死面馒头。

5. 生料加主菌,发酵后即成

生料加主菌,发酵中杂菌被主菌消灭。如泡菜、酸奶。

以家常酸奶为例。在纯牛奶中加入乳酸菌,发酵后即成。牛奶中的杂菌被乳酸菌抑制,而牛奶中所含的乳糖则成为乳酸菌的养料。因为乳酸菌嗜糖,所以乳糖滋养乳酸菌壮大,促进发酵成功。由于乳酸菌对乳糖进行了酵解转化,从而使其制品酸奶能够被畏食牛奶的乳糖酶缺乏者所接受。

乳酸菌菌种须购买专业产品,注重质量第一。市售菌种多为复合益生菌类型。如含有保加利亚乳杆菌、嗜酸乳杆菌、植物乳杆菌、干酪乳杆菌和嗜热链球菌等。一支强大的乳酸菌队伍,不仅容易发酵,而且营养价值更高。

乳酸菌发酵需要合适的温度。市售酸奶机实际是一只电热恒温的发酵容器,温度控制在40度左右,发酵过程6－8小时。一般在晚间配料启动恒温,次日早餐就有了美味酸奶。乳酸菌菌种需置冰箱冷藏(有的要求冷冻)。取用时要在室温中留置一会才加入牛奶。制好的酸奶宜尽快使用,以免久放变质。

6. 生料加主菌和添加剂,发酵后即成

生料加主菌,发酵中杂菌被人工添加剂消灭,发酵后即成。如工厂制葡萄酒、工厂制水果酵素。

以工厂制葡萄酒为例。在生料葡萄汁加入酿酒酵母菌菌种(如安琪酿酒酵母)。发酵中人工添加灭菌剂二氧化硫,消灭杂菌以避免产生甲醇,发酵后即成。产品是安全的。二氧化硫本身虽有毒,但它是气体,压入酒液中消灭杂菌,开瓶后会全部逸出。

注意,葡萄酒酿制与白酒酿制的不同之处在于,白酒用熟料,无杂菌,简单易成。而葡萄酒用生料,有杂菌,必须解决灭菌问题,难度很大。

D 07. 做一只科学长寿枕

1. 人生倚枕 30 年

人活 90 年,有 30 年都靠在枕头上。如果是一只好枕头,将促进健康长寿,如果是一只坏枕头,就会损害健康,减少寿命。具体来说,枕头的好坏对颈椎健康状况具有决定性作用。不良的枕头,就是颈椎病的重要推手。

正常颈椎的形态是一弯曲线,而非笔直。所谓两眼平视前方,挺胸直立,正是颈椎正常曲线的外部表现。也就是说,好姿势能保持正常曲线,而坏姿势则破坏正常曲线。

2. 坏姿势伤害颈椎

坏姿势破坏颈椎正常曲线,造成不良后果。典型的症状是颈椎间盘突出,骨质增生,退行性病变。压迫血管神经,引起项背强直、肩颈酸胀疼痛,进一步导致神经功能紊乱,血管病变加重,出现大脑供血不足,眩晕耳鸣,听力减退,视力模糊等,带来很多痛苦。

3. 坏姿势怎么来的

坏姿势怎么来的?先看白天的情况。当其坐位办公,伏案读书写字,围桌端碗吃饭,或蜷曲于沙发看平板玩手机的时候,无不采取低头颔首的姿势。当其站位干活,或行走或跑步的时候,为维持身体平衡,为看清手中的活计,看清脚下的道路,都会不自觉地低头颔首,罕有抬头张望者。然而,这低头颔首的姿势,就是坏姿势,破坏着颈椎正常曲线。

再看晚间睡觉的情况,不少枕头都是破坏正常曲线的坏枕头,大致有三种类型。第一类是所谓的无忧高枕,将后脑勺高高抬起,造成低头前屈的坏姿势。第二类是软式弹力枕,虽然对颈椎曲凹有一定填充,但因太厚太大,仍整体呈低头前屈状。第三类是硬平板枕,托住了大椎和后脑勺,颈曲部悬空,强制保持低头的坏姿势。

这样看来,岂不白天晚上全天候都处于坏姿势状态,怎能不产生颈椎病,怎能不加重颈椎病!那么,出路又在那里?

4. 改造枕头,势在必行

先说白天。由于地心引力的影响,坐着站着走着跑着出现的坏姿势,乃属人体本能所为,是适应环境的自然选择,无法避免。但是可以缩短坏姿势的时间,插入各种保健活动。如课间操、工间操,都有举头伸头转头的头颈部运动,其目的在于帮助恢复颈椎正常曲线。

再说晚上。既然知道了坏姿势是由坏枕头造成,那么就需要对枕头进行改造。改造枕头的形状、结构和尺寸,使其能够保持颈椎正常曲线。以科学的方法,矫正坏的姿势,起到防治颈椎病的作用。从侧面观察人体平卧的状况,发现颈椎曲窝与床面之间存在一个空洞,而科学枕头的任务正是恰到好处地填充这个空洞。所以,准确地说,不是枕头,而是枕颈,托住颈窝。

5. 科学枕示例

下面介绍如何制作科学枕头。为方便示范,这里采用现成的物件作改制。

取长裤的一支裤管,长度约 65 厘米,圆周长 45 ~ 50 厘米(约 7 寸脚口)。封住一端,装物料至六七成,不能装满,封口即成科学枕。这科学枕的横断面呈卵圆形,状似扁圆小盘。如果裤管上粗下细,需要先缝成同粗管。这仅作一个示例,并非一定得用裤管。

使用时,将枕头中部按下一个坑,平卧时让颈椎曲窝正好落入坑中，后脑勺没有被单独垫起来，这状态完美保持了颈椎正常曲线。翻身侧卧时，由于枕头两端高出中间，正好托住耳侧，并填充肩头形成的空洞，非常舒服。使用科学枕头，不出一年半载，就能体会到美满的效果。

有人因长期习惯与坏枕头做伴，一旦换成科学枕，可能表现不适应，如头晕、心悸。但这些感觉无大碍，过几天就好了。冰冻三尺，非一日之寒。如今一点小手工，就完成多年陋习大改造，是值得庆幸的。

6. 材料优选

枕头的布料应选择轻薄透气的丝绸之类，不用厚重的棉毛呢，以免汗渍潮湿，发霉藏螨。枕头的填充物料更为重要，不能用木棉、泡沫、橡胶之类絮状弹性物，因无法造型，达不到好效果。更不能用含有机营养成分的食物和药物，如决明子、蚕砂、菊花、茶叶，易滋生细菌微生物，极不卫生。有人说决明子枕头可以降血压，这是欺人之谈。决明子哪怕作药物口服下去，降压作用都很微弱，何况隔离在体外。最佳的填充物料是苦荞麦皮，棕褐色，菱形光滑小片，不蛀不霉、活动透气、软硬适中，易于造型。还有改良荞麦花壳以及小麦壳都不错。

7. 腰椎病借鉴

顺便提及，由于腰椎的生理病理状况与颈椎有共同之处，所以改善颈椎病的办法，有的可以移植到腰椎病。如上述科学枕，也可以平卧时垫在腰椎下面，一日两三次，比腰椎下面垫塑料瓶效果更好。

做一只科学枕，让你颈椎安宁！

D 08. 氧兮霾兮，开窗关窗

1. 雾霾天应该怎么办

空气是大自然赐予人类三宝（阳光、空气、水）的宝中之宝，含氧量1/5的自然空气维持人的生命，一分钟都离不开。空气实际已经成为人体生命的一个部分。

从前，打开窗户就迎来富氧的新鲜空气。而现在，肮脏的雾霾也一道涌了进来。由于雾霾含有二氧化硫、氮氧化物和胺、酚、醛、苯等有毒微粒以及细菌和病毒等致病微生物，是不受欢迎的危险分子，当然应该拒之门外。于是，为迎接氧气而打开窗户和为拒绝雾霾而关闭窗户的纠结便由此产生。还进一步引出了关于空调、净化器和口罩等一连串问题。简单地说就是，雾霾天该怎么办？

2. 关窗户开空调办法不好

在雾霾天有人用关窗户开空调的办法，以为能够吸氧拒霾两全其美。其实不然。

根据技术规程，关窗户开空调时，室内的新风（新空气，与冷热无关，与洁浊无关）的交换一般都缺失，此系室内空气自循环制冷之故。高档空调机虽有独立换气装置，但进气量也很少，室内含氧量远不及外面，呈中重度缺氧状态。另一方面，换气装置不设PM2.5过滤网，相当于开着的小窗口，雾霾随着新风一道进来，最终使室内所含雾霾与外面空气一样。这样做既缺氧又进霾，吸氧和阻霾两者皆失。可见关窗户开空调不是一个好办法。

3. 室内空气净化器效率太低

近来，室内空气净化器十分走红，大量欧美品牌，外观精美，轻便可移动，每台价格几千元。工作原理很简单，就像在吸尘器的进风和出风之间加了一片过滤网，吸入的尘埃微粒黏附在过滤网上，出口的空气就净化了。净化器被安放在室内，使用时要求关闭门窗，形成密封环境。可见，这机器隔绝了室外新风，使室内处于高缺氧状态。机器左边口吸入室内脏空气，右边口排出的净空气又立即混入室内。这样的进风和出风于同一室内空间自体循环，净化效率很低。有的空气净化器还配置高档 HEPA 过滤网，需定时更换，价格很贵。最初，这种室内空气净化器是国外用来建设无尘实验室和无菌病房的基础条件，后被商人引进并以世界先进科技为噱头进行销售，却与吸氧拒霾的现实要求相去太远。有人慕名购买，发现华而不实，权作摆设吧。

4. 窗式新风净化器颇为实用

能够吸入空气同时阻挡雾霾的产品少之又少，一种窗式新风净化器特别引人注意。这是一家民营高科技企业的专利杰作，在国内算得上独树一帜。新风净化器形如方口长条盒子，嵌入窗框或门框的上沿，外形秀丽，精致雅观。它的一面在室外，另一面在室内，其中装置不锈钢加活性炭过滤网芯，通过风机吸入外面空气，经过滤后进入室内的空气就干净无霾而且富含氧气。圆筒形不锈钢过滤网具有智能自动清洁功能，活性炭滤芯寿命达 2 年，更换一次很便宜，经济实惠，经久耐用。这种除雾霾新风净化器是迄今国内唯一获得官方认证的高新技术产品，也是真正意义上的吸氧阻霾的理想设备，适合家庭使用，尤其是有老人小孩或呼吸道疾患者的家庭。

5. 外出必须戴口罩

雾霾天若外出，必须戴口罩，不然 PM2.5 微粒可能直接进入肺的血循，对呼吸系统造成严重伤害。应使用医疗级 N95 型口罩。N95 是一种美国标准，指隔离非油性 0.3 微米细粒的效果达 95% 以上，此种口罩在非典时期曾被世界卫生组织（WHO）推荐使用。市面上近有一种所谓 PM2.5 口罩叫卖，无标准、无认证、无批文，显然是伪劣产品。

6. 重返蓝天日子不远

综上，当前可行的办法是，雾霾天尽量不外出，若外出需戴 N95 型口罩。雾霾天家庭最好使用除雾霾新风净化器（如家泰风 JT-105）。如无此条件，只好关窗，待雾霾消除后开窗。若雾霾时间较长，中途可开小窗换气，家中病人可戴 N95 口罩。雾霾天开空调无意义，既缺氧又不抗霾，除非为了调节温度。室内空气净化器效率不高，但在已关窗的条件下使用，虽缺氧但有一定除霾作用。非雾霾天尽量不要关窗，自然空气最宝贵。那空气中 21% 的氧气，一刻也离不了。平时使用空调，宜开小窗，以弥补新风交换之不足。由此还得到一个启发，要是在窗户上安一片 N95 大口罩行吗？答案是不行的，因为无风机抽吸，外面空气无力进来。

面对眼下严峻的空气污染形势，也无须太悲观。一方面科学应对，一方面耐心等待。历史上著名的雾都伦敦，曾一度被工业的烟尘污染得灰头土脸，容貌丑陋。但国家反思后颁布了世上第一部空气污染防止法案——《清洁空气法》，并厉行之。如今伦敦已进入全球大都市空气质量优良的行列。所以，只要努力，科学治霾，重返蓝天的日子就不会太远。

7. 与人争氧的宠物花草

生活中一些不科学的做法应当修正，才能为健康加分。有人把阳台封闭起来围成房间，这样做得不偿失。小小阳台本是一户人家唯一能直接获取阳光和空气的地方，而阳光空气又是比金子还贵重的生命要素，更要珍惜，还是保持明亮通气的原状为好。

室内养花草不好，不仅增加潮湿度和滋生虫菌，还与人争夺氧气。因为植物需经日光的光合作用才会造出氧气，不然植物也需吸入氧气，尤在夜间。有不少植物会释放毒素，包括铁海棠在内的 52 种花卉植物还有肯定的致癌作用，值得警惕。再说植物长居室内也会萎靡不振，绿褪黄添，怪难看的。还是把花草放到敞开的阳台上去，做到两全其美。

室内不宜养宠物，狗、猫、鸟、鱼、虫在室内喂养害处不少。动物的分泌物和排泄物是室内环境的重要污染源，而且包含一些致病因素。宠物经常发生隐匿性的肝炎、肠炎、真菌、病毒和寄生虫感染，对人体构成潜在威胁。室内动物与人争夺氧气的情形更为激烈。在1小时内，一个成人平均吸入氧气84升，而一间10平方米卧室内的氧气约可供2人一天的需要。如果关闭窗户，与动物群居一室，缺氧情况就更严重。动物身上的皮屑、纤毛、汗涕、疥螨，以及排放的气体，都可成为一些疾病的过敏原。尤其患呼吸病的人，更易招致过敏发生。瑞典对呼吸病患者1530人和非患者7000人就21种过敏原作测试，发现患者变态反应发生率明显增高，特别对猫狗等毛茸动物的刺激原，其反应发生率比对照组高出8倍。所以，有呼吸病和过敏体质的人，家中更不宜豢养动物。

D 09. 生命在于运动

1. 中老年长生运动释义

中老年人的生命正开始从黄金时节步入夕阳无限好，器官的老化和功能的减退已成必然趋势。不少人苦苦寻找“有病治病，无病延年益寿”的灵丹妙药，却不知真正的“长生药”就在自己身边。它就是——坚持不懈的运动。运动维护生命的独特效果，是其他劳动和文娱活动无法完全替代的。这里介绍一套中老年长生运动，能够真正达到祛病强身、健康长寿的目的。

本运动的设计针对中老年人的生理特点，主要加强颈椎、腰椎、肩周、腹部和腿部的活动，同时促进五脏六腑和各器官功能活跃起来。运动可因人制宜地进行取舍、搭配和变换顺序，量力而行，循序渐进，持之以恒。

运动应选择平整的地面，无绊无滑，周围没有坚硬之物，以免不小心碰伤。单杠器械可以购买成品，是可拆装的单双杠组合架。也可自制简易型，但必须保证牢固安全。单杠运动是腰椎牵引最有效最安全的方式，其对腰椎疾病的治疗和保健效果，远远超过其他任何药物，应当十分看重它。运动前饮水一杯，以免体液消耗。饱餐后不宜运动，避免内脏器官受损。

运动每天早上和下午各做一次，每次12至14分钟。这是运动量的指标。运动还必须达到一定强度才能获得更好效果。这运动强度的指标应该是运动中的最快心率为静息时心率的1.5倍以上。可以用增加力度和速度的方式增加运动强度，同时呼吸配合运动节奏，保持均匀连续深呼吸，不紧张不停顿，也不刻意屏气，这样对加强心肺功能效果最佳。此时心跳加快，呼吸加快，全身血流加快，开始发热，皮肤出汗，是为良好现象。

运动共分9节，每节运动做4个8拍。唯头颈运动，分7段，每段做1个8拍，共7个8拍。每节的辅助动作，既有配合作用，也有缓冲作用，不必恪守节拍，自然舒适即可。

为了预防颈椎病，改善颈肌张力与活动度，消除颈项的各种不适感，需要好好练习头颈运动（第一节）。若能在每日的工间操或课间操中加入头颈运动，对颈椎病的效果会更好。

为了增加腰背肌和腹肌的强度，预防腰椎疾病，抵抗腰肌劳损，应注重练习腹背运动及其辅助动作（第五节）。但是，已患腰椎间盘突出症者，不宜做弯腰的动作。可改做两臂后振和挺腹的动作。当然，单杠运动（第九节）对各种情况都适合。

特别指出，膝关节需要运动，中老年人一样，运动才能保持活力不衰。有人完全姑息静养，依赖氨基葡萄糖和维骨力等药物，这是片面的，不利全面健康。而且膝部的运动与大腿和小腿的运动联合同步，实际完成全腿肌肉、骨骼、神经的有效锻炼。常言“人老腿先衰”，这无非是提醒，只有坚持膝和腿的运动，才能延缓机体的衰老。当然，运动中膝关节的安全性问题十分重要，必须得到完全的保障。

基于解剖学和生物力学的研究，保护膝关节的一个金律是“膝不过脚尖”。也就是说，负载屈膝时的膝盖始终在脚尖后面，不得超越。这样做，既锻炼了腿和膝关节，又不致造成损伤。长生运动中的弓步运动（第七节），只要按要领去做，就会让弓步腿的膝关节保持约120度角，直观侧面投影明显地看到了膝不过脚尖。而按要领做的马步运动（第八节），膝关节虽屈至100度角甚至更小，但因臀位的大幅后移使安全性水平与弓步相同。学习了解各式老人太极的弓步和马步运动，其膝关节的安全保护，亦大致采取与此相同的规范，值得借鉴。

2. 中老年长生运动谱

第一节　头颈运动

（1）上下点头，抬头时下巴前伸，牵引颈椎；

（2）左右摇头，似东张西望；

（3）左前右后点头；

（4）右前左后点头；

（5）左右偏头；

（6）左旋转头；

（7）右旋转头。

辅助动作：颈椎按摩、肩周按摩。

第二节　体转运动

（1）上身左转，左拳叩击右颈肩，右拳叩击腰背脊；

（2）反方向进行。

注意，勿叩击腰眼软处，以免震及肾脏。

辅助动作：两拳按摩腰眼至发热。

第三节 肩周运动

(1)曲肘作摇桨状,两肩前旋转;

(2)反方向进行。

辅助动作:左拳叩击右臂,从肩到腕来回做/反方向进行。

第四节 体侧运动

(1)向右侧弯腰,左臂贴耳右压,右臂抄后左压;

(2)反方向进行。

辅助动作:太阳穴按摩/压耳鸣天鼓/上下眼眶按摩(闭眼)/猫洗脸按摩。

第五节 腹背运动

(1)两臂上伸往后振;

(2)弯腰垂头手指地;

(3)重复进行。

注意,此运动难度大,不强求并腿直膝,不强求指尖触地。

辅助动作:两臂上伸呈一字梭,踮脚上冲/腰腹部十字摆动/腰腹部左右旋转。

第六节 提腿运动

(1)提左大腿膝上冲,小腿放松自然下垂,右臂往上往后振,左臂往下往后振;

(2)反方向进行。

此运动状似卡通里的好兵帅克。锻炼目标部位在腹肌,可以增强腹肌、腰肌和腿肌力量。最强大的作用是消解腹部脂肪,收缩大肚腩,相关人士不妨重点练习。

辅助动作:腹部推拿按摩,左右旋转。

第七节 弓步运动

(1)两脚大跨左弓步,两手叉腰,上身中直;

(2)慢动作,弓步腿曲膝,右腿协同往后沉压;

(3)反方向进行。

此运动中，大跨步和后腿往后沉压是保证膝不过脚尖的要领。

辅助动作：掌心搓热，按摩膝关节，很舒服。

第八节　马步运动

(1)大跨马步，两臂向前平伸；

(2)臀部尽量后蹶，下坐上起；

(3)重复进行。

此运动中，两臂前伸和臀部后蹶是保证膝不过脚尖的要领，同时也保持平衡。

辅助动作：小腿推拿按摩，从踝往上单方向施行，帮助血液回流。

第九节　单杠运动

(1)两手上杠；

(2)颈、肩、腰、腹、腿全身放松，自然下垂；

(3)两腿交替前后摆动，两肩协同转动，快慢适中，持续大约20秒；

(4)下杠稍息再上杠，并腿做海豚式前后波浪摆动，持续大约20秒；

(5)下杠。

注意，呼吸配合运动节奏，勿憋气。

此运动牵引腰椎，对活络筋骨、防治腰椎病有良效。注重放松，垂摆，勿添加其他强力动作，如引体向上等，以免干扰牵引腰椎的目的，或带来意外的伤害。上杠持续时间不强定20秒，还是力所能及为好。

辅助动作：原地小跑步，由慢到快，再慢下来。运动完毕。

3. 小腿是第二心脏

中老年人经常出现下肢不适症状，如足踝水肿、麻木僵硬、疼痛坠胀、酸软无力、静脉(浅静脉)曲张，青筋暴露，如蚯蚓般扭曲成团。这一些症状，各人表现各有不同。有的发病部位游走不定，有的发病部位则基本固定不变。有的发病程度时轻时重，有的就缠绵反复，经久不愈。由于症状缺少明确的特异性指征和检验指标，有时求诊内科、外科、神经科和骨伤科等各科别还不知作何选择。至于病因，也是众说纷纭，难有一个明确的结果。

其实，下肢诸多的不适，特别是慢性、渐进性、老年性的症候，显然与生理功能退化相关，且主要是血液循环功能减退所致。具体地说，就是腿部血液回流心脏不畅造成。

人类从爬行状态进化到直立行走，使人类有幸地区别于其他类所有动物而提升到高等的级别。然而，不幸的是将小腿（和脚）到心脏的垂直距离拉开了许多，对血液循环添加了更大困难。看看小腿血液循环的过程，会明白这个道理。当心脏收缩时，新鲜的富氧血被射入动脉，逐级从上到下抵达小腿，这一过程在重力帮助下顺利完成。动脉血经小腿毛细血管网进行物质交换，送出氧气和养料，回收二氧化碳和废物，变成了缺氧的静脉血。这时的静脉血需要克服重力的阻碍从下到上回流到心脏，情况与动脉血正好相反。若仅仅依靠心脏舒张时的抽吸作用（压力梯度）来提升静脉血，其力度就远远不够。而奇妙的小腿肌肉这时发生弹性收缩，挤压静脉血管（深静脉），促使血流上行。而且静脉血管内又特殊具有单方向开闭的静脉瓣，让静脉血液只能上而不能下。由于小腿能像心脏般弹性收缩，并与心脏配合默契，弥补心力不足，最终圆满完成血液循环任务，所以小腿被誉为人体的第二心脏，完全名副其实。

4. 助力第二心脏

中老年人小腿肌力和血管活力都有所下降，在履行第二心脏职能的时候，有时显得矫健不在，力不从心，出现各种各样的故障，发生一系列疾病症状。若能改善小腿功能，使其恢复弹性和肌力，相应的各种症状也就自然会得到缓解和康复。因此，现在迫切需要的是对作为第二心脏的小腿给予有效的护理和帮助。

为此，这里介绍若干方法和注意事项。

（1）站立时让两腿交换重力支承，即让两腿一重一轻，勿长时间两腿并重直立；

（2）站立中不时做踮脚起落动作，以激动小腿恢复弹力；

（3）负重、急行军或长途跋涉前需用弹性绷带打好绑腿，或穿医疗弹性袜套，避免血液沉坠。绑腿时应抬高脚部，从下往上逐圈缠紧；

（4）勿穿紧身衣，勿跷二郎腿，勿穿高跟鞋，以免血液被压至下肢潴留；

（5）在坐位和卧位时，尽可能把双脚垫高，以利血液回流；

（6）体热时或运动后勿用冷水洗脚，以免肌肉血管骤然收缩，阻碍血液循环；

（7）如果已经存在静脉曲张，在游泳或进入冷水之前务必充分热身，尤其下肢要有足量的准备活动，而且刚刚进入水中的时候还需做一段小腿的推拿按摩，这样才不致加重病情；

（8）有的医院开展体外反搏的物理疗法，即利用套在小腿直到大腿上的充气弹性绑腿，通过电子自控装置，对小腿和大腿顺次节律施压，有力帮助下肢血液回流；

（9）必要时可使用改善微循环的药物，以利于细胞能量的增加和代谢率的提高，等等。

5. 两个有效的动作

下面介绍两个简单易行的动作，能积极帮助小腿恢复活力，去除病痛。只需要几分钟时间，天天坚持，一定能得到满意效果。

（1）第一个动作，适用于站、坐、卧三种状态。两手握抱小腿，从足踝部往上推拿按摩，单方向重复施行，两腿轮流操作，一次最少 3 分钟。

（2）第二个动作，适用于坐和卧两种状态。一腿足踝后跟部贴压在另一腿拱起的膝盖上面，压着膝盖往下推拿按摩，单方向重复施行。这实际相当于膝盖对小腿从踝部往上单方向推拿按摩。然后两腿交换操作。一次最少 3 分钟。

下篇　抗衰老新奇特食药求真

上帝欲让其灭亡，必先令其疯狂。

无人相信一口能吃成胖子，有人相信一天能变成神仙。

打算买低价的蔗糖，竟买成高价的甘蔗。

难听的名字（肉毒碱）不一定是坏东西，好听的名字（诺美婷）不一定是好东西。

轻信是最大的敌人，因它从不相信自己。

E 01. 外来豆豉的华丽转身——纳豆

在距今两千年的秦汉时代，常年素食的僧人为改善饮食，便开始自制豆豉。他们将蒸熟的黄豆用稻草包裹起来，利用稻草上野生的枯草杆菌进行发酵，就得到可口的食品。豆豉呈黄色，有粘丝，味腥香。这个方法流传到民间，就是今天家常制作的黄豆豉，包括水豆豉和干豆豉。这个方法的另一路传承，则是由僧侣从中国寺庙传播到日本寺庙。在日本，黄豆豉被称为唐纳豆，还制作出有名的一休纳豆和悟真寺纳豆等。可见，日本纳豆与中国黄豆豉同为一物。

由于纳豆制作简单，只需要黄豆和枯草杆菌，花费很少，且美味营养，堪称上等保健食品，遂成为日韩等国大众之所爱。而且现代采用规模化工业生产，质量更加稳定，价格十分低廉，还批量出口，受到普遍欢迎。有人从海关获悉，一盒舶来的纳豆，到岸价不足 1 元人民币。长久以来，平凡的日本纳豆和平凡的中国黄豆豉一样，默默无闻地演绎着自身平凡的价值。可是，有一天，日本纳豆忽然变了模样，身价百倍起来，这是怎么一回事？

1987 年，有日本科学家从纳豆中发现一种能溶解血栓的丝氨酸蛋白酶，拟名纳豆激酶。之所以拟这样的名字，是期望它能成为与链激酶、尿激酶和蚓激酶一样的抗血栓药物，为治疗心血管疾病增加一个新品。但是要分离出纯净的纳豆激酶，并制成安全有效的临床药物，困难还很大，各国尚处在试验研究阶段。因此，所谓纳豆激酶，至今都没载入药典，没有进入临床，药房也无销售。市场中有自称纳豆激酶者，多系伪品，当前的欺诈现象，令人不安。不良商家在虚构纳豆激酶商品存在的同时，极力夸大其保健效果，还利用人们的无知与轻信从纳豆激酶的名词炒作变幻出诸多的骗局。主要手法是将原料豆、纳豆和纳豆激酶这三个完全不同的概念混淆起来。

本来作为原料的豆子就是黄豆，不能叫作纳豆。然而一种麻色豌豆和一种褐色饭豆竟被冠以云南特产优级纳豆的名字以多倍的价钱出售，还被一窝蜂抢购。本来纳豆就是普通黄豆豉，价格便宜，但卖家谎称这是高科技纳豆，其中含有多种纳豆激酶，好货好价钱。有人将印满外国文字的盒装或瓶装纳豆，一口咬定成纳豆激酶原装品，卖价涨了数百倍。这种暴利行为最常见。有人将纳豆的干燥粉末装进胶囊，盛入瓶中，贴上精美伪标签，充当纳豆激酶高价出售，令不少人上当。曾有商场将普通纳豆冒充成纳豆激酶，被一位肾病老人当成救命良药花6千多元买了10盒，没等把药吃完，就全身水肿，肾功能恶化。实际上老人花高价多食了大豆植物蛋白、嘌呤和异黄酮，加重肾负担。这些丧失良知的奸商，不在谋财害命么！

如果对眼下医药信息的乱象感到困惑，不妨在网上去到国家食品药品监督管理总局（CFDA），访问其数据中心，多数情况可以获得有效的帮助。比如，查询纳豆激酶药品，在进口药品类查得数据0条，又在国产药品类查得数据0条。说明纳豆激酶药品在我国市场不存在。再如，查询纳豆，在进口保健食品类查得数据0条，说明纳豆无进口认证。当前市场上大量的进口纳豆，多属于走私水货，且不知真伪。继而在国产保健食品类查见数据37条。说明国内37家纳豆产品获得认证。

注意，不要混淆，这里的国产纳豆，实际就是黄豆豉，不过被厂家换个日本名称，提高价格，忽悠百姓。CFDA竟然接受这样乱用纳豆名称，令人啼笑皆非。接着在37条中选出2条查看详情，就会真相大白。

其一，产品名称：某某牌纳豆片。

批准文号：国食健字 G2005…3

主要原料：大豆、枯草杆菌。

保健功能：免疫调节。

其二,产品名称:某某牌纳豆西洋参胶囊。

批准文号:国食健字 G2012…7

主要原料:纳豆、西洋参。

保健功能:免疫增强。

先看第一条,主原料是大豆和枯草杆菌,这不就在酿制黄豆豉么!所以产品名称纳豆片实际就是豆豉片。再看第二条,显然就是黄豆豉加西洋参,容易联想到淡豆豉西洋参组合,不就成了益气解表中药了。可见,随着人们对纳豆的无知追捧,原本简单素净的中国豆豉世界,也开始数典忘祖,变得不安分起来。

如果家庭自制黄豆豉(纳豆),注意黄豆要选择新鲜的。陈放的黄豆易长霉菌,很不卫生。尤其黄曲霉菌,更是致癌的因素。现在无法使用稻草,也不能自然发酵,因为环境污染,杂菌丛生。不知会酿出什么毒素来,还是定向发酵为好。枯草杆菌(又名枯草芽孢杆菌)的菌种,可在纳豆商店购买。

中国除了黄豆豉系列,还有黑豆豉系列,如著名的永川豆豉。黑豆豉是以黑豆做原料,经毛霉菌(非枯草杆菌)发酵而成,其制品黑亮光润,有毛霉,味异香,亦是大众佳肴之上品。黑豆豉于家庭不易制作,主要原因是毛霉菌菌种难以打理。

E 02. 几近狂热的维生素 A 前身——胡萝卜素

广义的胡萝卜素有很多种,还包括叶黄素、玉米黄素和蕃茄红素等。而一般所指胡萝卜素则为狭义的、于人体关系最密切的 β-胡萝卜素。在讨论胡萝卜素的时候,不可避免地需要提及维生素 A。

维生素 A 是人体必需的最主要维生素之一。其具脂溶性,可贮存体内,无须每日强化补给。维生素 A 具有四大功能。它能促进机体生长，维护上皮组织发育，如眼结膜和角膜；能增强视网膜感光能力，治疗眼疾；能增进皮肤营养，改善皮肤干燥和粗糙；能提高免疫力，对上皮细胞肿瘤有预防作用。

胡萝卜素是维生素 A 的前体物质，富含于果蔬之中，如胡萝卜、柑桔、木瓜、盐藻等。胡萝卜素被吸收后，一部分在小肠裂解，一部分经肝脏转化成维生素 A。作为前体物质的胡萝卜素，其特性与维生素 A 同质，仍具四个功能。胡萝卜素对眼睛对皮肤有维护作用，而且在抗氧化、增强免疫方面也有较好的表现。

胡萝卜素的毒副作用也与维生素 A 相近，过量亦损害肝脏。常见的高胡萝卜素血症，就是中毒的早期表现，症状为手掌足掌和面部黄染，似黄疸型肝炎，但无巩膜发黄。曾有人狂饮胡萝卜汁，一天三大盅作餐，吃得一脸焦黄，惹出一身毛病。2003 年，世界卫生组织（WHO）在日内瓦发布新闻公报，警告说，勿滥用胡萝卜素预防癌症，胡萝卜素使一些人特别是吸烟者增加患肺癌的风险已被证实。还有美国研究者提醒，将胡萝卜素作为肿瘤防治的常规方式，其效果未有科学证据支持。

至此可以看到，胡萝卜素同维生素 A 差不多，都是益处害处兼备的好东西，但相对于维生素 A 来说，胡萝卜素并无几多独立的特别优点。可是，近些年来，胡萝卜素忽然名声大震，尽显风光。而其至亲维生素 A 却名落孙山，少有人问津了，这是为什么？答案很简单，不外商业利益驱使，盲目追新。然其错综复杂的关系和过程，倒是饶有趣味。

维生素 A 自发现以来几十年间在临床上用得最多的是其治疗眼病的功能，即治疗眼干燥症、角膜软化症、夜盲症等，而其他如保健皮肤和预防肿瘤的功能却少有应用。这是早些年生活贫困和健康知识缺乏所致，当时的民众，限于客观条件，除了严重眼病，很难求助于维生素 A。因此维生素 A 的需求量很少，市场很小。而且维生素 A 的纯净品很难提取，都以鱼肝油代替（鱼肝油是维生素 A 和维生素 D 的混合物)。捕一头数吨重的大鲨鱼,一次也能炼出好多鱼肝油来,供应不成问题,维生素A风平浪静。

与此同时,胡萝卜素的开发应用也在进行,但非针对临床(过去临床不用胡萝卜素),而是针对另外两个目标。第一,胡萝卜素作为维生素A的替代品,成为动物饲料的重要营养添加剂。因为饲养动物都需要促生长、保皮肤的营养支持,但不可能都给动物喂食昂贵的鱼肝油,于是胡萝卜素成为最佳选择。第二,胡萝卜素作为一类优良的食用色素,在食品加工工业中占有重要地位,其色谱从黄色到橘红色可调制数十级色板,颜色靓丽,口感好,又安全,深得市场喜爱。胡萝卜素过去一直未有涉足临床药品市场,故与维生素A相安无事。

到了九十年代,形势发生巨大变化。饲料营养剂和食品染色剂的需求急剧上升,对胡萝卜素供应的数量和质量,提出了新的挑战。同时,富裕起来并养生意识觉醒的人群对皮肤保健和肿瘤预防也表露出新的期盼。由此触发并掀起了新一轮的胡萝卜素开发研究热潮。值得注意的是,研究中有一个课题是新增的,那就是胡萝卜素在人体的直接应用。所以,研究的势态形成了三支队伍。浏览一下胡萝卜素应用的相关数百篇论文的标题索引,会发现饲料营养、食品染色和人体应用这三类文章大约各占三分之一。研究工作持续了20多年,获得两项重大成果。一是找到了更多更好的胡萝卜素的蕴藏资源,如盐藻、螺旋藻、甘薯和红酵母等,从中提取的胡萝卜素更物美价廉。顺便提及,从胡萝卜中提取胡萝卜素是不现实的,因为挂在蔬菜价格上的新鲜胡萝卜,所含胡萝卜素相对数量不多。而且胡萝卜中的胡萝卜素是以结合形态存在,难以单独分离出来,成本高,技术难,不划算。再一项科研成果是,证实了胡萝卜素适合人体直接使用,其功能和维生素A相当。而且,由于胡萝卜素是植物制品,又归属于保健食品类,其人气指数容易超过动物制品且归属于药品类的维生素A(鱼肝油)。难怪作为新产品的胡萝卜素品牌,短时间就报批了64家,而作为老产业的维生素A的品牌,至今不足20家。鉴于胡萝卜素的多方面用途，聪明的生产者便开办多功能联合企业，一个老板，三块招牌。饲料剂、染色剂、保健剂全包，配置优化、应变力强，公司风生水起，既有经济效益，又有社会效益。

为了向临床推销胡萝卜素，商家的广告会玩出一些花样。要么压根不提胡萝卜素同维生素 A 的关系，仿佛它俩从来就互不相干。要么片面夸大自己的“植物性”和“食品性”特征，以此贬低维生素 A 的价值。

说到这里，作为保健食品的胡萝卜素的四个功能虽然已经清楚，但由于这些功能基本上与作为药品的维生素 A 重叠，那么，就相对意义下的“新产品”胡萝卜素的功能在官方又是怎样认定？为了回答这个问题，现进入国家食品药品监督管理总局（CFDA）网站，经数据查询，被批准的胡萝卜素经营企业共 64 家，其中进口 1 家，国产 63 家。现于进口和国产中各选 1 家，相关数据摘录于下。

进口，产品名称：某某牌胡萝卜素胶囊。

批准文号：卫进食健字（1997）第…8 号

保健功能：补充胡萝卜素。

（其他项目均空白）

国产，产品名称：某某牌胡萝卜素胶囊。

批准文号：国食健字 G2005…7

保健功能：补充胡萝卜素。

主要原料：胡萝卜素。

查询结果令人诧异，胡萝卜素的功能竟然是补充胡萝卜素，这话无异于说大米的功能就是补充大米。其实无怪，实际上这话的意思是治疗维生素 A 缺乏症。因为医学界尚未定义胡萝卜素缺乏症，所以 CFDA 这么说也实属无奈。

关于胡萝卜素的小结如下：

（1）如果饮食均衡，植物果蔬富含胡萝卜素，动物性食品富含维生素 A，一般不会缺乏，勿随意强化补充。

(2)若有明确指征,如眼睛疾病,可用维生素 A 或胡萝卜素,中小剂量,三个月酌情调整方案。不宜长期大量使用。

(3)无必要用胡萝卜素或维生素 A 来预防肿瘤,只要不缺乏就很好,就能起预防作用,多了反而有害。尤其造成肝脏损伤。

(4)不要无视 WHO 的警告。已有不止一项实验研究证实,大量使用胡萝卜素,增加肺癌风险。

(5)勿轻易使用胡萝卜素或维生素 A 来美容皮肤,除非经检验证实是缺乏症引起的皮肤干燥和粗糙。否则如抱薪救火,反而加重皮损,加重角质化异常。

E 03. 来自 38 亿年前的诱惑——盐藻

地球上海水的盐度平均 3.5%,比人体生理盐分高出了 3 倍,所以人体无法直接饮用海水。可无数的海洋生物却又适应着广袤的海洋咸水环境。地球上还有一片更奇特的水域,那就是地中海周边如红海和死海这样的盐湖和盐池,这些水域的咸水含盐浓度超过海水的 8 倍以上,足令一切生物窒息。所以印象中它们如死海般不存在任何生命。

1831 年,法国生物学家杜纳尔在地中海周边一些盐池中意外发现了一种红色单细胞藻类,它们顽强地生活在如此高浓度盐水中,可视为死海中展现的生命奇迹。这个发现令人惊喜,从此打破了高浓度咸水无生物的观念。通过进一步的研究发现该藻类已有 38 亿年的进化史,至今仍在盐水中生生不息。为纪念杜纳尔的这一重大发现,将该藻类命名为盐生杜氏藻,即杜氏盐藻。

上世纪 60 年代起,一些国家如美国、澳大利亚积极开展盐藻的规模化研究和商业化开发,五十年来取得了很大成果。我国从 90 年代开始引入杜氏盐藻并进行不少研究，产业化的步伐也在加快。从政府层面来思考，或者带有一种期望，如果盐藻拥有巨大的使用价值，那么分布在西北高原的400多座盐湖资源，就会被充分利用起来。因此，最关键的问题是需要明白盐藻的特点和用途是什么。

通过多年研究，盐藻的特点已经十分清楚。盐藻是无壁藻类，无细胞壁，作鱼虾之饵，容易被消化，是一种优良的水生物饲料。而且最惊人的是，盐藻作为一种天然胡萝卜素的载体，其胡萝卜素含量可达细胞干重的14%，于是成为胡萝卜素的最佳供应来源。事实上，几十年来人们努力从事的研究，主要就是从盐藻中提取胡萝卜素，或直接利用盐藻中的胡萝卜素，这就是盐藻的最大用途。换句话说，盐藻的功效成分就是胡萝卜素，至于另外含有一些维生素、氨基酸和矿物质，则因数量微小而不具功效的意义。

由此，从医药保健的功效来看，吃盐藻和吃胡萝卜素基本一回事。但是，由于人们普遍熟悉胡萝卜素而对盐藻很陌生，于是就出现了被商人忽悠的事情。一位盐藻开发商，生产两种产品——盐藻和从盐藻中提取的胡萝卜素。销售胡萝卜素时他说，胡萝卜素是维生素A之源，是抗氧化之王，保护眼睛，健美皮肤，预防癌症，是全球公认的高级保健品，云云。而推销盐藻时他又说，盐藻富含天然胡萝卜素，所以具有胡萝卜素的一切优点，而且盐藻是地球上最古老的优质基因的水生生物，经历多次生物大灭绝而安然无恙，在一切生物都难以抵御的恶劣环境中健康长存38亿年，这生命的奇迹给我们带来智慧的启迪，盐藻能够防治我们的多种疾病，让每个人都健康长寿！

经这么一说，人们就如获至宝，愿意为盐藻付出高昂代价，尽管这盐藻的生产成本比胡萝卜素低得多。好比有的糊涂人，本来打算购买低价的蔗糖，最终却懵懵懂懂地买成了天价的甘蔗。

为了证实盐藻的功效成分就是胡萝卜素，来到国家食品药品监督管理总局（CFDA）的网站，对盐藻进行查询。首先在进口保健食品类查得数据0条，说明盐藻无进口认证。接着在国产保健食品类查见数据 7 条,说明国内有 7 家盐藻产品被认证。从 7 条中选出 2 条查看详情,由此一窥究竟。

其一,产品名称:某某牌盐藻片。

批准文号:国食健字 G2005…7

主要原料:盐藻。

功效成分:胡萝卜素 2.6 克(每 100 克含量)

其二,产品名称:某某牌盐藻胶囊。

批准文号:国食健字 G2010…9

主要原料:盐藻。

功效成分:胡萝卜素 1.8 克(每 100 克含量)

从官方的认证信息可见,盐藻的功效成分无疑就是胡萝卜素。所以作为一种独立商品,盐藻的保健作用和不良反应就应该与胡萝卜素一致。总而言之,吃盐藻基本等于吃胡萝卜素。

E 04. 不能褪黑的"万灵药"——褪黑素

有人问:褪黑素做啥用?有人回答:褪黑,让皮肤变白!

像这样信口开河的胡乱回答,时有出现。可见关于褪黑素的三乱,即名称混乱、功能介绍混乱和信息混乱现象,还没有完全治理好。但在此之前,先把刚才那个问题正面回答清楚,褪黑素的功能没别的,就是改善睡眠。为了证实这一点,登录国家食品药品监督管理总局(CFDA)网站,查询褪黑素,在进口保健食品类查见数据 19 条,说明进口 19 家被认证。在国产保健食品类查见数据 64 条,说明国内 64 家被认证。从进口和国产中各选出 2 条查询详情。

进口一,产品名称:某某牌褪黑素片。

批准文号:卫食健进字(2002)第…7 号

保健功能:改善睡眠。

主要原料:褪黑素。

进口二,产品名称:某某牌褪黑素。

批准文号:卫进食健字(1997)第…11号

保健功能:改善睡眠。

(其他项均为空白)

国产一,产品名称:某某牌褪黑素胶囊。

批准文号:国食健字G2011…4

保健功能:改善睡眠。

主要原料:褪黑素。

国产二,产品名称:某某牌褪黑素。

批准文号:卫食健字(1998)第…9号

保健功能:改善睡眠。

主要原料:褪黑素。

从查询结果看,褪黑素的功能就是改善睡眠,别无其他。中外褪黑素品牌商号,全部共83个,都归在保健食品类而不在药品类,说明政府谨慎把关,减少风险。上面选列的4家企业,由于国别和审批时间不同,这4个批号的标识互不相同,有卫食健进字、卫进食健字、国食健字、卫食健字,共四种,注意区别。

人体内有一些腺体,分泌相关激素(荷尔蒙)。在机体统一协调下,它们各司其职。如肾上腺激素主管血压,胰腺激素主管血糖,性腺激素主管生殖等。还有一个由颅内松果腺分泌的松果腺激素,则主管由黑暗介导的睡眠生物钟,并随着光照强度节律性改变,当黑暗来临时,松果腺激素分泌开始增强,引导大脑进入睡眠。关于这个激素,还有一个有趣的实验,科学家将牛的松果腺激素注入蛙体,竟使青蛙皮褪了颜色,于是也把松果腺激素叫作褪黑激素,英文名Melatonin(MT)。

1993年,美国最早开始生产销售MT,这本是一种具有睡眠调节功能的普通药品，平凡又平凡。可是，受一本小册子的蛊惑，造就了它20年来的神秘和疯狂，所引发的浪潮和混乱，波及全球，至今都没消停下来。当时，由美国人瑞杰森所写小册子《MT的奇迹》，把MT吹嘘成包治百病、返老还童的万能神药，掀起美国购买热潮。但很快被美国严肃学者纠偏匡谬，使热潮在美国迅速平息下来。可是这热潮却出了美国国门，涌向世界各地，首当其冲的是亚洲国家。

1995年，香港和内地开始引进MT。香港有多家，内地仅3家。进口货均为大罐装每片1毫克药片，到岸后自行分装。分装时按规定须具有三条统一信息，即英文名Melatonin，每片1毫克，每瓶100片。除此之外，各行其是。于是市场所见药瓶形状大小不同，标签颜色文字各异，令人眼花缭乱。香港曾有每瓶250港元的最高售价，约合300元人民币。上海粮油公司进口的每瓶明码标价98元，当时这价格还算合理。

由于那本小册子的亚洲传播，令中国人对美国新药开始盲目追求，迅速形成可观的卖方市场。这一巨大的商机，促使政府和商家联合起来，快速打造出规模空前的产业链。迄今为止，国内有关MT的研究论文不下2000篇，被批准的国内外经营企业达83家，还有多家电商和代购商，以及多家原料生产供应商，加上中途倒闭的企业，这供、产、销的队伍实在庞大。

一开始，产品名称就陷入混乱。由于当时官方一时未拿出法定的中文通用名，使得Melatonin出现几十个稀奇古怪的中文商品名。如美乐托宁、梅娜多宁、寐洛林、美梦令等，无法统一，人们交流起来十分困难。而官方就通用名的择定，也费了一番心思。当时不外在四个名称里面挑选：松果腺激素、松果腺素、褪黑激素、褪黑素。其中以激素相称的两个名称肯定排除，因为谁都不敢贸然购买激素。还有松果腺素要不得，也容易使人联想到激素。如此只剩下褪黑素了。尽管褪黑素有褪黑美白误导之嫌，但因无损安全，听起来还算优雅，而且褪黑美白的联想还有助招徕顾客，于是通用名“褪黑素”就此敲定下来。

关于褪黑素的功能介绍，一开始就被任意夸大成万能神药。对此，一方面官方无法控制，另一方面逐利商人视之为免费金牌广告而乐见其成，遂使这混乱的信息保存下来。在那本美国的小册子里，褪黑素功能除了调节睡眠，还罗列了十几种系统适应证和各科疑难杂症，欺骗性很大。然而，十几年后，我国有多位专家联合写了一本关于褪黑素研究与临床的书。这本书对褪黑素调节睡眠的功能作了肯定，理由充分，证据确实，同时又客观地指出了褪黑素的毒副作用，是为优点。

综上所述，可得到几点结论：

(1)褪黑素功能就是改善睡眠，并主要用于时差引起的生物钟失调(即倒时差)，非一般镇静安眠药，对抑郁型失眠无效。

(2)褪黑素不具有褪黑斑和美白皮肤的作用，因为人的皮肤不是青蛙皮。

(3)不宜把褪黑素当成一般维生素，因为它毕竟是一种真正的激素。

(4)褪黑素在常规剂量短期使用，安全性较高。不然还需注意褪黑素可能产生的毒副作用，如胃肠不适、头痛、恶心、低血糖、性功能减退、视网膜损伤等。

E 05．被捧成植物伟哥的粮食——玛卡

位于南美洲的秘鲁，是一个让人产生神秘感的国度。那被疑似天外来客起降标记的巨大的纳斯卡地画，以及与玛雅文明齐名的印加帝国，无不为这个国家的各种物产，包括土著的传统食物土豆、藜麦和玛卡等，都印上了神奇色彩。

土豆是遍及全球的一种优良食物，被联合国粮农组织（FAO）列为安全有益的推广食物。中国将在2015年启动马铃薯主粮化战略，使土豆成为稻麦以外的又一主体食物。全世界的土豆最早都从美洲引种过来，而秘鲁正是土豆的第一故乡。秘鲁和智利曾为土豆之家的称谓有所相争，后来经科学基因鉴定，证明所有土豆基因都源于秘鲁6000年前的一种野生土豆。于是，国际马铃薯中心就设立在了秘鲁的首都利马。世界土豆共3千多种，秘鲁就拥有2800种，颜色形状变化无穷，口感风味各有特色。历史悠久的秘鲁土豆，俨然一派绚丽多彩的大家族。

藜麦是秘鲁一种传统优良食物，形状似小米。FAO（联合国粮农组织）将藜麦列为安全有益的推广食物。曾将2013年定为国际藜麦年，在秘鲁开展大型国际活动。传说中藜麦的种子为太阳神所赐，所以古印加帝国的君王都要在每年藜麦种植时节亲手播下第一粒种子。印加军士吃了混合油脂的藜麦丸，个个身强力壮，所向披靡。藜麦有红、白、黑几种颜色，营养成分均衡，结构合理，颇受国际市场青睐。欧美各国和日、韩、台等地都相继开发藜麦产业，形成快速发展的良好势头。中国山西等地也引进藜麦种植和加工，已有藜麦全粒、藜麦面粉和藜麦挂面上市，但规模还小，发展比较缓慢。

玛卡也是秘鲁传统优良食物，亦被FAO列为安全有益的推广食物。玛卡与萝卜同属十字花科植物，外形也像小萝卜头，还像很小的苤蓝头。玛卡有红、黑、黄几种颜色，以黄色居多。玛卡是秘鲁的家常食物，常晾干煮成熟食，也可拌炒做菜，但玛卡很少被外界所知。1998年美国研究发现，玛卡中含有一些可增强细胞代谢的烯类和酰胺类物质，有助于缓解疲劳，促进体力恢复，由此玛卡的知名度大大提高。中国于2005年开始引进玛卡，并列入新资源食物目录，与螺旋藻、芦荟等同列。

为维护世界各国民众食物的安全和营养，联合国粮农组织经常发布指导意见，包括食物介绍和风险防范等。为保证大众健康，做出有益贡献。除上述三种秘鲁食物土豆、藜麦和玛卡，经FAO介绍推广的还有如番薯、坚果、酪乳、鲑鱼、芦笋、蘑菇等等。可见，凡经FAO介绍推广的食物，无论含有什么新颖成分或突出特点，都只能是普通的、平凡的、可长期使用的食物。绝不可能成为药物，更不可能是某种特效药物。

近几年来，玛卡在中国一路走红，但情况并非正常。有不良商人利用人们对玛卡素昧平生的无知，编织出一段段超级夸张的广告和宣传，把民间的盲目追捧推向高潮。首先，将十字花科玛卡的食用植物身份修改成药用植物，如同把萝卜改成了药材。接着就是一步比一步露骨的煽情：玛卡缓解疲劳→强身健体→补肾壮阳→提高性功能→天然荷尔蒙→植物伟哥→日月发动机→男女双强……一时间，食物玛卡摇身一变，成了多功能的春药。有的还配上彩图，尽显荒唐。依照如此的夸张宣传，任何食物，如大米、小麦，早就功效非凡了，《本草纲目》中说大米不仅补脾健身、滋养强壮，还令人耳聪目明呢！

值得庆幸的是，这一次，国家食品药品监督管理总局（CFDA）强力坚持了理性和科学性的原则，从两件大事上体现了为民担当的严肃责任。首先，对于作为食品玛卡的保健功能，明确认定为缓解体力疲劳，别无其他。再有，自玛卡引进中国10年来至今，获得批准的国内外相关企业只有2家，这与数年前生产褪黑素的企业被宽松批准达83家相比较，国家食政和药政的管理有了很大的进步。现将两条玛卡企业数据摘录于下。

其一，产品名称：某某牌玛卡片。

批准文号：国食健字J2005…4

保健功能：缓解体力疲劳。

主要原料：玛卡细粉。

其二，产品名称：某某牌玛卡西洋参咀嚼片。

批准文号：国食健字G2006…7

保健功能:缓解体力疲劳、增强免疫力。

主要原料:玛卡细粉、西洋参皂苷粉。

注意玛卡的功能,就只是缓解体力疲劳。在玛卡西洋参咀嚼片的功能中多了一个增强免疫力,是因为它添加了西洋参,那可是西洋参的功能!

2014年,云南某报刊上刊登一篇署名文章《云南玛卡:产业链上的乱象》引起人们关注,并成为玛卡爱好者们的有益参考。以下是文章的大致内容:

玛卡,一种被称为"植物伟哥"的南美洲原产植物,,正以迅猛的速度从云南长出,席卷全国。

云南与玛卡相关的大小企业已在300家以上,绝大多数在2011年到2013年间成立,其中不少的企业主来自广东、江浙等地。此外,还有大笔资金觊觎玛卡蕴藏的巨大商机,正在飞蛾扑火般地涌进这个行业。

市场急速扩容,地方政府大力推广,玛卡企业通过各种渠道宣传"神奇功效"……发展营销模式堪称"野蛮生长"。

据云南省发展生物产业办公室文件,到2015年,要争取全省玛卡种植面积达到10万亩以上,实现加工销售收入200亿元;到2020年,力争种植面积20万亩,加工销售收入500亿元。这是文山三七近年年均销售收入的5至10倍。

但正如中国保健品给市场留下的"借炒作概念来生存"的印象。玛卡虽也会通过药店、直营店、活动营销等常规渠道进行销售,但以占有市场份额最大的云南玛卡集团为例,其营销费用投入最大的一块是电视购物。该集团在全国15家卫视、3个养生栏目播出广告,每个栏目的播出时间大约是30分钟,每天费用都差不多要100万元;根据收入和成本的比例关系,玛卡销售量走得最多的也是电视购物,而这是一条用钱烧出来的通道。

很多玛卡企业通过网络销售,点开它们的网页,里面图文并茂,不乏香艳画面，强调的都是玛卡的“植物伟哥”特性。

很多种植户为了提高产量，为本该是有机种植的玛卡施以化学肥料、喷洒农药，有个别基地甚至用了膨大素，影响了玛卡的品质和功效。有些企业在加工玛卡精片时加入过量的淀粉，真正实行“七年轮种”的几乎没有，等等。乱象丛生，亟待规范。

中国的保健品行业一直存在“5 年生命周期论”，很少有红火超过 5 年的产品。玛卡也即将面临严峻考验，如不改变当前玛卡产业存在的种种弊端，当年红极一时的三株口服液、红桃 K、昂立系列等，都是前车之鉴……

E 06. 不可外求的明星分子—— 一氧化氮(NO)

常态下的一氧化氮是一种无色无味的气体，分子式 NO，貌似英文的“不”，好像在说不要靠近我。因为一氧化氮是有毒物质，毒性虽不大，但由于它是带自由基的活泼分子，一遇空气就迅速氧化成剧毒的二氧化氮，这是一种有强烈腐蚀性的黄色烟雾。也就是说，空气中的一氧化氮一出世就会变成大毒物二氧化氮，于是只好将兄弟俩合称为氮氧化物。氮氧化物在雾霾气态污染源黑名单上名列前茅。国务院化学毒物管理条例将其划为第二类有毒气体，而它的压缩液化物则是第一类 A 级剧毒品，贮罐上印着吓人的骷髅。

然而，常生于人体内部的密密麻麻、星星闪闪的一氧化氮，却是身手不凡的健康卫士。其默默无闻的重要功能，一直到八十年代以后，才被获得诺贝尔奖的三位科学家相继发现。一氧化氮有益的生理功能不少，它能扩张外周血管，降低并稳定血压；它能选择性地扩张会阴部的血管，带来提高性功能的效果；能增强神经细胞活性，改善记忆，提高学习能力；能增强免疫，提高抵抗力，促成细菌和病毒的消亡。而且由于一氧化氮容易与游离自由基相结合,从而使体内自由基大大减少,这是一个非常奇特的现象。一氧化氮分子本身就形成 一种自由基,但在此特定条件下它又成了清除自由基的抗氧化剂,从而延缓细胞的衰老。这些新的发现,令人惊愕不已。体内的一氧化氮从此受到夸奖,并被冠以“明星分子”的高贵称号。可见体内和体外的一氧化氮,简直就是善恶两面神。

一氧化氮的生理代谢过程十分奇特。如血管内皮细胞分泌出来的一氧化氮,半寿期不到5秒钟,在短暂时间完成了健康使命,便悄然消失了。但人体多类细胞都能分泌一氧化氮,而且持续不断,此起彼伏,全面开花,也就实现了整体的保健作用。

体内制造一氧化氮的程序很复杂,这里给予简单概括:以精氨酸为基本原料,让其与合成酶联合反应,就生成了一氧化氮。可合成酶是个惰性物质,需用激动剂激活才成。即是说,只要有了三种物质(精氨酸、合成酶、激动剂),那激动剂自会激活合成酶,继而合成酶与精氨酸反应生成一氧化氮。在正常情况下,这三种物质都不会缺乏。如精氨酸,在肉类、干果和蔬菜中都有着丰富的来源,而且合成酶和激动剂也是现成的。于是,人们自觉或不自觉地体验着一氧化氮带来的健康效果。

如果出于病理或保健的某种需要,打算增强一氧化氮的作用效果,应该怎么办?首先,直接补充一氧化氮万万不可,因为不能将一氧化氮注入血管里或吞进肚里。那是有毒物质,而且是气体。接着考虑补充精氨酸,也徒劳无益,因为精氨酸系人体非必要氨基酸,本来就不缺乏。再说补充外源性的合成酶,这也很不现实。迄今世界上制取的这种合成酶,还仅仅是实验室里凤毛麟角的科研样品,而且是从海洋生物的鱼晶蛋白中艰难地提取出来。最后只剩一条路径,就是补充激动剂。事实上,这条路径简单有效。现今普遍使用的激动剂有两类,硝基类和皂苷类。硝基类长于扩张血管,如硝酸甘油和西地那非(伟哥);皂苷类长于提升免疫。如人参和西洋参。

需要提起注意，体内过多的一氧化氮也是有害的。一个典型的例子是宇航员的情形。在太空微重力（亦是微压强）效应下，体内一氧化氮分泌大量增加，导致血管扩张，尤其下肢血管，造成回心血量减少，脑供血不足，发生晕厥。对症治疗的方案则是抑制一氧化氮的增加。反过来想，若是为了追求更多的一氧化氮而大量服用硝酸甘油或伟哥，后果是多么可怕。

关于一氧化氮的理论和实践，仍在研究中。相关生理、病理的探讨，至今尚未定论。医学界一直未将其列入临床规范，亦不存在“一氧化氮缺乏症”和补充一氧化氮之说。同时，在国家食品药品监督管理总局（CFDA）的相关认证目录里，所谓一氧化氮的产品，至今都是零记录。

概括起来，一氧化氮在体内自生自灭，无须人工干涉。由于条件尚不成熟，凡关于疾病和保健的思考，均不宜向着“一氧化氮”牵强附会，还是遵从传统有效的方法为好。或者适当补充人参或西洋参，在现今条件下，也算一种安全稳妥的办法。至于市场上各种号称一氧化氮的产品，多数是骗局，现在应当有能力进行识别了。

例如，一种自称美国原装的一氧化氮胶囊，一瓶的价格超过千元，一疗程需3瓶。瓶签标明原料为精氨酸和维生素。显然，这是用一氧化氮作噱头的谎言，实际就是高价推销精氨酸和维生素。其中的主成分精氨酸，是有着几十年历史的老药、普通药、贱价药。主要用于治疗肝性脑病。至于其他维生素物质，都很便宜。现在大伙都沾光一氧化氮这个名字，身价便扶摇直上。

E 07．以假乱真的苦瓜水——苦瓜肽等“天然降糖物质”

从现代医药发展历史看，大凡一种新药，从开发到上市，都要经过漫长的时间。短则三五年,长则一二十年。在这一段时间里,科学家夜以继日艰辛地进行研究,社会众生热忱地、安心地予以期待,终会迎来普济的曙光。青霉素就是一个很好的例子。

青霉素(盘尼西林)最早于二十世纪二十年代被发现,但其抗菌效果仅限于培养皿中细菌战的显微镜观察。直到1941年,在动物试验成功的基础上制出了世界上第一份人用青霉素,但数量只够1人使用。事实上也正是这一份青霉素救活了一位感染休克的警察。接着,1943年,美国工业化大规模生产青霉素成功,立即投入二战,其数量足以供应盟军所有士兵的需要。当时一幅感人的战地宣传画上面写道:“感谢盘尼西林,伤兵可以活着回家了!”这个故事表明,那时候的人们,对济世新药所持的价值观是正常的、美好的。

时至今日,价值观出现倒退,医药世界乱象丛生。下面以降血糖新药为例,揭示降糖药范畴的乱象。而其中的“苦瓜肽”“活肽茶”等等假冒伪劣商品,则是其乱象的典型代表。

先说人们对天然植物降糖药的期盼。以磺脲类和双胍类为代表的30余种降糖药,如今是全球糖尿病患者治疗的主要药物。它们以疗效确切和反应快速等优点受到欢迎。但是这些药物都存在不同程度的不良反应,长期使用者尤其心中不安,于是希望改良,希望开发出高效无毒的新产品。这样的思路促成了对天然植物的联想,人们期盼从中寻找到降糖新药。

印度于二十世纪八十年代首次从苦瓜籽的胚芽中分离出一种名叫苦瓜多肽的微量物质,这种物质在体内可产生降低血糖的生理效应。这一发现轰动世界,各国就苦瓜多肽开始进行研究。我国也做了大量投入,这一课题还入选国家“十一五”科技发展目标。但艰难的研究工作迄今未能取得满意结果,苦瓜多肽未能进入临床。这说明从天然植物里寻找有效的降糖药物困难重重。然而不幸的是,人们的美好期盼和研究者的艰苦努力,被一些不良投机者钻了空子。

须知一种新药的开发,初期进行各种基础研究,工作繁重。中期进行动物试验，还须分别进行药理、毒理和病理试验，困难重重。后期进行人体志愿者试验和大样本临床试验，非常艰辛。只有每一关都成功通过，方能申请批准上市。当前我国苦瓜多肽的应用研究，正在经历着早中期的巨大困难。但是，无论未来的结局如何，对学者们的敬业精神和付出的艰苦努力，理当心存敬意，推崇维护。

可是，十几年来一些虚假广告和充满谎言的宣传，不能不令人忧心如焚。一些奸商利用民众对天然植物降糖药的期盼，以及对中草药的传统亲切感，肆意对"苦瓜多肽"进行概念炒作。举着高科技的幌子，胡诌"植物胰岛素"和"天然降糖因子"的谬论。大量兜售未经审批的伪劣产品，如"苦瓜肽""活肽茶"等，骗钱又害人。其弄虚作假的方法很多，概括起来不外以下几种：

第一，夸大事实。将尚在研究中的苦瓜多肽说成已获批准的正式药物。

第二，偷换概念。将专利审批故意说成药物批准。这是两种互不相干的审批。

第三，以假充真。将普通苦瓜汁和苦瓜粉冒充成苦瓜多肽。

第四，缓兵之计。一边说西药有害要丢掉，一边说西药还吃一两年。

第五，恶意添加。名义上叫作苦瓜多肽中药复方，实际暗中加入西药降糖药。

对这样的骗术，患者要小心上当。不然既浪费钱财，又干扰正常治疗，甚至加重病情。有患者贸然停了西药换用这些伪品，血糖成直线上升，还被解释为这是余毒从里面向外面发散，发出来就好了，结果导致高血糖危象。还有患者服用了暗含降糖西药的所谓纯天然植物药，血糖大幅下降，造成低血糖休克，酿成悲剧。

为增强对伪劣药品的鉴别能力，不妨听听药政管理部门的声音，具有指导意义。对自称苦瓜多肽的各种各样的产品，多年来，国家食品药品监督管理总局（CFDA）至今都未批准一个，药典上也没有苦瓜多肽的记载。当前地下流通的产品,都是无证非法的。现在这些产品经过巧妙伪装后还在网上推销。不过上网访问者都会得到政府网监的善意警示:“该网站推广的产品或其治疗范围属于国家明令禁止进行医疗的广告的范畴,或使用违禁内容或方式 请谨慎访问。”我们应当感谢这个警示,才不致落入陷阱。

经实验研究,大约有十来种中草药天然品可作为糖尿病的辅助用药,对稳定血糖和改善一些并发症有益。它们是:地黄、蜂胶、苦瓜、黄精、枸杞、山茱萸、女贞子等。其中已做成制剂且较受欢迎的有:六味地黄丸、蜂胶制剂、苦瓜片等。注意这里说的苦瓜片是明白的苦瓜粉压片,价格便宜,相当于吃苦瓜菜。

E 08. 养颜防老的“好东西”——酵素

近来,“酵素”这个名字被炒得热火朝天,相关的宣传广告铺天盖地,外来的物料商品琳琅满目。但若问酵素究竟为何物,这瓶酵素与那罐酵素有什么区别,则很难得到准确的答案。于是,似是而非的,道听途说的,以讹传讹的说法都不胫而走,带来一片困惑。

其实,酵素就是指细菌(包括真菌)发酵的产生物。有的酵素具有生物酶活性,故也以酶相称。如同细菌一样,酵素也分有益的和有害的。如乳酸菌素、双歧菌素是有益的,而黄曲霉素、腐败菌素是有害的。肠道中适量的酵母菌素是有益的,可以帮助消化,而多量酵母菌素则是有害的,会引起异常发酵,导致腹胀腹痛、消化不良。有益实用的酵素常列入食品和药品的范畴,而具流通资格的酵素商品,则必须通过国家食品药品监督管理总局(CFDA)的认证,否则属于违法。常规的酵素商品的通用名称很少与“酵素”二字挂钩,多与其化学成分相关,而它们的商品名则是多样的。例如,青霉素是抗菌药,系青霉菌酵素；多粘菌素是抗菌药，系芽孢杆菌酵素；克霉灵是抗真菌药，系链霉菌酵素；天麻蜜环片是镇静药，系蜜环菌酵素；宁心宝是心肺肾保健药，系虫草菌酵素；血脂康是降脂药，系红曲霉菌酵素；谷氨酸是味精元，又是保肝药，系短杆菌酵素；纳豆汁是保健食品，系枯草杆菌酵素；菠萝蛋白酶近似菠萝酵素之成分，是心血管保健品；木瓜蛋白酶近似木瓜酵素之成分，具多种功能，既是食品也是药品，可促进血液循环，消炎利胆，促伤口愈合，抗肿瘤，美白护肤，祛斑除皱，成为一些保健品化妆品的重要成分，还可促进蛋白水解，做成嫩肉粉使用。

由此可见，对成百上千种的酵素，不可能也无必要一一弄个清楚明白。在实际生活中几乎所有的酵素产品均未冠以“酵素”二字，如欲了解本来面目，还需知道两个要件，即：什么细菌，什么原料？而酵素就是这两个要件混合发酵所得到的产物。比如，青霉素是青霉菌与玉米浆混合发酵的产物。水豆豉（纳豆）是枯草杆菌与黄豆混合发酵的产物，当然，严格地讲，水豆豉的汁液才是纯粹的酵素。

既然“酵素”并非大众的日常用语，故凡单独提及，都专有所指。纵观当前市面流行的酵素，均指水果酵素。其发酵细菌主要是酵母菌、乳酸菌和醋酸菌，发酵原料是水果，如木瓜、苹果、黄梨、草莓、萝卜等。也就是说，水果酵素就是酵母菌等与水果（加糖）混合发酵的产物，就是普通的带酸甜酒味的果汁果酒。

由于受利益驱使，一些普通的果汁果酒摇身一变，再蒙上神秘的“酵素”面纱，周游世界，忽悠着渴求健康的人们。这里不妨看看那些外来的五花八门的酵素商品，它们包装精良，配图美妙，印制不少外文，俨然高科技产品，洋气十足。它们的功能似乎很强大，应用很广泛，有益百病，养生长寿。但是它们的名称，却神秘而奇怪，看半天都不知所云。例如：酵素原液，仙逸酵素，健康名家，等等。但仔细看其功能介绍，多有排毒养颜、减肥瘦身、增强免疫、嫩白肌肤、改善睡眠、增强记忆等通用的保健词汇，再看包装规格，多数是瓶装液体。于是，可以初步判断，这样的酵素商品就是某种水果酵素，其中或许添加有多功能的木瓜蛋白酶。注意，如果这些酵素液瓶是从境外舶来，漂洋过海，历经长时间贮存转运，其品质及其食用的安全性就值得警觉，应当仔细斟酌。凡未明白益与害的东西，切莫轻易入口。

看来，当前流行的酵素，已被约定俗成为水果酵素。而水果酵素就是普通的果汁果酒。所以，酵素的功能应等同于果汁果酒的功能（助消化、通便等）。如果有酵素的功能远远超过这级水平，要么是虚假的夸大，要么暗中添加违禁物品，如激素、精神药、导泻药、减肥药等，需要细心鉴别。

最近有一本专题宣传酵素的书，最精彩的内容都印在封面上。这里予以摘录，有奇文共尝之意。

……酵素研究先驱权威、酵素教父 HM 著……正在风行全球的抗衰老革命，激发细胞活性，由内到外焕然一新……酵素是一种营养，决定寿命长短，酵素是一种能量，没有它就老得快、常便秘、瘦不了、睡不着……酵素能够延老、排毒、美白、紧肌、减肥、安眠……用酵素抵抗衰老的他们是伊丽莎白二世、基德曼、麦当娜、妮可、张曼玉、黄晓明、伊能静、赵雅兰……

曾有读过这本书的人被问及“酵素是什么？”他回答：“不知道。书里没讲清酵素是什么东西，只记得酵素是个好东西。”这一问一答，引起一片笑声。

E 09. 药食两栖的减肥佳品——肉毒碱

肉毒碱，看这名称就很纠结，不免产生一串问题。

问：肉毒碱有毒吗？

答：肉毒碱无毒。很安全。

问:既然名不副实,为啥叫这个吓人的名字?

答:翻译过来的化学名称,一言难尽。就像褪黑素一样,毫无褪黑作用。

问:肉毒碱与肉毒素是一样的吗?

答:完全两样。肉毒碱是人体生理代谢产物,而肉毒素是细菌肉毒杆菌分泌的神经毒性物质,大剂量曾用于生物武器,而微小剂量可用于美容除皱。

问:研究肉毒碱的来龙去脉是怎样的?

答:一百年前俄国人先在肉类食品的提取物中发现肉毒碱,认为这是一种有益的营养素。后来发现人体自身也能产生肉毒碱,体内的肉毒碱主要由肝脏合成,广泛存在于血液和组织中。但其分布并不均匀,如精浆中的肉毒碱10倍于血浆。

问:肉毒碱是不是必需的营养成分,会不会出现缺乏症?

答:肉毒碱非必需营养成分,一般不会缺乏,医学上也未定义肉毒碱缺乏症,故无推荐摄入量。除了自身的合成,食物中含量亦很充足。如肉类、奶类和小麦花生等,都含有肉毒碱,当然以动物性食品为优。考虑到群体膳食特征的不同分布,如素食、限食、男性不育等,可选择加入肉毒碱添加剂的强化食品。世界上仅有一种极为罕见的先天性肉毒碱内合成障碍疾病,在日本初生婴儿中发生率约为4万分之一。

问:肉毒碱主要生理作用是什么?

答:促进消化腺分泌(健胃),促进脂肪代谢(减肥)。

问:肉毒碱的药理特性是什么,有怎样的反应?

答:肉毒碱类似胆碱,具有胆碱能效应。正常时可帮助消化,减少脂肪贮存。当外源性肉毒碱摄入过多,或生理性不适应,则可激惹溃疡和胰腺炎发生。也可表现为头晕头痛、紧张拘挛、腹痛腹泻等。这就是肉毒碱的不良反应。

问:肉毒碱制品是药品还是食品,如何查询证实?

答:肉毒碱既是药品,又是食品,算是罕有的两栖制品。但是,当它作为药品时,其法定名称确认为维生素 BT,而当它作为保健食品时,其法定名称确认为左旋肉碱。由此,肉毒碱分解成了两个独立的互不相干的名称。若要进行查询,必须分两条路径。而肉毒碱本身,已无信息可以查询。下面对维生素 BT 和左旋肉碱分别进行查询。

进入中国药典,查询维生素 BT,立刻得到结果,有足量的篇幅描述其化学性质、生产工艺和检测标准,表明维生素 BT 这个药品得到国家承认。

另进入国家食品药品监督管理总局(CFDA)网站数据库的药品类,查询维生素 BT,结果是,进口数据为零,表明无进口认证;而国产数据共 9 家获得批准,表明这 9 家国产企业有权生产销售维生素 BT 药品。

再进入 CFDA 的保健食品类,查询左旋肉碱,结果是,进口数据为零,而国产 13 家获得批准,表明这 13 家国产企业有权生产销售保健食品左旋肉碱。

问:维生素 BT 的药物功能是什么?

答:维生素 BT 能促进消化腺分泌,增加胃的张力,治疗胃液缺乏和消化不良、缓解腹胀、恶心、嗳气等症状,改善妊娠引起的胃肠功能障碍和小儿厌食症。有一种欧意牌维生素 BT;每片 0. 1 克,每次 2 片,每日 3 次,饭前服用。

问:左旋肉碱的保健功能是什么?

答:左旋肉碱的保健功能是减肥,减少脂肪存量,降低体重。

问:左旋肉碱用于减肥的特点和安全性怎样?

答:用左旋肉碱进行减肥,其特点是在减肥过程中不厌食、不腹泻、不乏力,而且对各器官功能无损害,亦无严重并发症出现。比较其他减肥产品,左旋肉碱的效果大致相当或稍弱,但安全性却为上乘。左旋肉碱毕竟是体内可自生的物质,兼容性大,毒性小。国家 CFDA 所颁发的以左旋肉碱为主体的减肥保健食品的批文,均出自

2011年之后,足见政府对安全性的深思熟虑。因为就在此前一年,CFDA还曾忙不迭地撤销了诺美婷和曲美等减肥产品的批文,因为它们含有令世界数十人死亡的违禁减肥药西布曲明和芬氟拉明。

问:用左旋肉碱进行减肥的生理机制怎样,需注意什么问题?

答:人体减肥的终极目标是减少脂肪存量。一个办法是减少脂肪的来源,即减少脂肪和碳水化合物的摄入,因多量的碳水化合物也会转化成脂肪。还有个办法是加大利用率,即把存量脂肪转化为能量消耗掉。

当人体发生运动,活跃起来的细胞需要从线粒体取得氧化燃烧的脂肪能量。但是,谁能把存量脂肪送到线粒体去?只有左旋肉碱具有这专业能力。一旦细胞需要能量,左旋肉碱便活动起来,把脂肪酸微粒运送到线粒体,以供细胞消耗利用,就这样减少了脂肪的存量。

由此可以得知成功减肥的几个要点。第一,必须调整饮食,控制供应,减少脂肪来源,不然后面的事情就徒劳。第二,必须加强运动,不然,没有耗能的需求,便没有脂肪的转化,须知左旋肉碱仅仅是个搬运工,如果线粒体那边不需要脂肪,它就不会动作,不然它把脂肪搬到哪里去化掉?第三,当然也需要有足量的左旋肉碱储备,不然运动细胞需要脂肪能量而又不能及时送达,要么就动用糖原,引起低血糖反应。要么运动细胞就苦苦撑着,使人感到疲劳不堪。因此,为促进减肥成功,适当补充左旋肉碱会有所帮助。有一种日圣牌左旋肉碱胶囊,每粒0.4克,每次3粒,每日2次。

问:如果既要治疗胃病又要减肥,是不是维生素BT和左旋肉碱两种药分开购买,分开服用?

答:这个问题很精彩。须知两种药实际就是一种东西,就是肉毒碱。好比土豆和洋芋都是马铃薯,所以无论吃哪一种都可以,吃下去把两个毛病同时解决了,不必分别对待。问题在于剂量之斟酌。注意到左旋肉碱每粒剂量0.4克,是维生素BT的4倍,1粒当4粒。而且左旋肉碱一日服用量 2.4 克，也是维生素 BT 的四倍，1 天当 4 天，所以必须进行折中。考虑到中老年人最好从小剂量开始，建议每日 0.6 克，然后渐增至每日 0.9 ~ 1.5 克。为便于剂量搭配组合，可主要购买维生素 BT，因为它单粒剂量小，而且维生素 BT 作为普通胃病药品，比减肥保健食品左旋肉碱的价格也便宜不少。

E 10. 有牌不用误前程——全松茶

几年前，好多家冠名全松茶、五松茶的新药齐齐登台，在市场里匆匆掠过，掀起一阵风潮，得到一笔收获，就从台面上倏然消失了。此种现象，本属平常，与太多的无证无牌假冒伪劣商品一样，走着同一条自生自灭的路子。

可是，在鱼龙混杂的全松茶里，竟然有一家，也是唯一的一家，当年获得正式批准文号的品牌，曾经在各大药房堂而皇之销售的品牌，也忽然下架，跟随那些无证无牌的商家消失了。可惜它批文的有效期是 2016 年 9 月，其品牌至今还有效地挂在国家食品药品监督管理总局（CFDA）的正式目录上。

针对这个奇怪现象进行探究，原来，这家品牌就其药物的原料和功能介绍，炮制了一明一暗两个版本。明的那个版本反映真实的内容，用于申报批文。而暗的那个版本则虚假夸大，用来蒙骗顾客以牟取利益。一开始商家伎俩得逞。它一手提着虚假的广告，把商品吹嘘成中华神茶。另一手举着政府的批文，昭示真诚和信用的金牌。一时间，买家如云，争相订购，商家着实赚了一笔。但这种自欺欺人的把戏很快穿帮，商家只好落荒而逃。下面把这段故事作一个粗略的还原。

先将国家食品药品监督管理总局批准文号数据摘录于下：

产品名称:某某牌全松茶。

批准文号:国食健字 G2011…5,

有效期至:2016 年 9 月。

保健功能:增强免疫力。

主要原料:枸杞、黄芪、松花粉、葛根、绿茶。

这份数据,确认了全松茶的主要原料和功能(这数据印制在实物包装上),这是真实的、光明的。

与此同时,商家的广告却是另一个样子。

广告中称,全松茶的主原料是松树、柏树、银杏、红杉、冷杉五种植物,故称五松或全松;全松都是超过千年树种的寿星树;全松是世界上最强大的抗衰老剂,还有强力清洗血液的作用,名副其实的血管免疫之王;全松有 30 多种生物黄酮,18 种天然维生素,5 种前花青素以及大量氨基酸和各种矿物质;全松能治疗和改善的疾病症状有消化不良、腹胀便秘、眩晕失眠、尿频尿急、经常感冒、精神困乏、高血压、心绞痛、心室肥大、脑血栓、口眼歪斜、中风偏瘫、视力模糊、糖尿病、胃溃疡、结肠炎、更年期综合征、前列腺增生,还能改善性功能、抗氧化、抗自由基、酸碱平衡,使器官年轻化……总之,松柏常青,延年益寿,云云。

显然,上述两份全松茶资料,一真一假,一明一暗。如果这两份资料同时出现在用户面前,可能买家不多。然而实际中用户先到手的是广告,待高价购得实物后发现矛盾,便导致一系列追究和问责。首先,发现实物原料中除了松花粉,其他均与五松无关,属于“货不对板”。又发现实物的功能仅有一项增强免疫,与广告介绍的多功能严重不符,涉嫌欺诈,等等。于是引起谴责投诉,触发退货纠纷。商家搬石头砸自己的脚,颜面扫地。故有人替之惋惜,得天独厚的批文在手,原料配置也符合科学,如果实事求是,一定长盛不衰,干嘛人心不足,利令智昏。

几年过去,目前情况怎样? 现在国家食品药品监督管理总局的那个批文还有效地挂着，但却无人领用。另外，网络上有一家电商，其名字与某某牌全松茶完全相同，但未出示任何批准文号。所介绍产品的原料，既包含五松一套，又包含枸杞一套。所描述产品的功能，也是两套系统并存。真不明白这是新人冒名，还是旧人化身。不过，在访问这个电商网站时，可能会得到网监善意的警示："该网站推广的产品或其治疗范围属于国家明令禁止进行医疗的广告的范畴，或使用违禁内容或方式 请谨慎访问。"

有效的批文挂着不用，真可惜！

E 11. "中国伟哥"的神话——奇圣胶囊

有关奇圣胶囊的神话，本就是一个惊天大骗局。故事虽发生在十几年前，但至今故事还没完。

二十世纪九十年代，芜湖张恒春药业公司生产了一种复方中成药，名叫恒春奇圣胶囊，其批准文号是皖卫药健字(1996)…30号，功能是补气、补血、补阳、养心，主治失眠、乏力、纳差、阳痿。它由17味中药组成：熟地、当归、白芍、麦冬、天冬、红参、白术、狗肾、肉苁蓉、益智仁、兔脑、茯神、酸枣仁、远志、琥珀、石菖蒲、青黛。看这药方，就是一个自创的中药补益方剂，其功能描述与药性也相符合。它的用户反应很平常，市场表现也很平常，但这正是一种新药可贵的安全发展的状态。这种状态一直保持到1999年底。

在吉林，有个名叫通化金马的药业集团，是一家股份公司。自1997年上市以来，产品表现一般，业绩也平平，1999年底股票价格8.8元，也呈一种安全发展的状态。不料次年进入二十一世纪，情况就发生重大变化。

2000年金秋，时年29岁的通化金马集团董事长闫某，突然以3.1

亿元的天价收购奇圣胶囊的技术和产销权。他的惊人举动，立即在科技市场、股票市场和药业市场引起巨大轰动，造成狂潮般的连锁反应。

这次收购的规模，达到了改革开放以来全国技术转让市场的最高价位，创造了科技成果商品化的空前纪录。由于挂上了高新科技的招牌，使原先默默无闻的奇圣胶囊和通化金马一夜间双双成为耀眼的明星。通化金马旋即与全国176家药商签定奇圣胶囊经销合同，总金额达14.5亿元。财务报告显示，当年奇圣胶囊营销额便高达2.7亿元，净利润2.4亿元。相应的2000年底通化金马股票价格上涨到17.6元，同比增幅100%。这样的数字，本身就是奇迹。若按出厂价计，从营销额进行推算，直到零售下家的全部用户。假定1人1次购买2盒，按零售价花费200元(合乎当时购买力水平)，并假定当期或顺期把药售完，于是可得到一幅壮观的景象：药店里3个月有900万人次购买奇圣胶囊，平均每月300万人次。这是多么热烈踊跃的场面！

辉煌的业绩和市场的疯狂，打造了又一部新的神话。奇圣胶囊被誉为“中国伟哥”，少年得志的闫董事长则被誉为“中国伟哥之父”。2000年，就是这个成龙上天的龙年，把他俩双双送达成功的顶点。

可是好景不长。到了第二年，2001年，不少用户开始质疑奇圣胶囊的“中国伟哥”身份虚假，甚有恶意添加之嫌。经检测发现，果然添加有违禁成分。这违禁成分可能就是性激素或如伟哥之类的特异性血管扩张药。这个消息不胫而走，市场雪崩效应。不仅销售停滞，还引发大规模退货潮与退订潮。奇圣胶囊的形势急转直下。这年通化金马账面亏损达5.8亿元，年底股票价格降到6.6元，同比下跌62%，数字惨不忍睹。

又过了一年，在2002年，因涉嫌造假，恒春奇圣胶囊的卫药健字批号被撤销，恒春奇圣胶囊停止生产，“中国伟哥”宣布死亡。同时，闫某人辞去通化金马董事长职务，神秘地消失了，“中国伟哥之父”的雄伟头衔也从此湮灭。一场大骗局拉下帷幕,这年他31岁。

十三年后的今天,来看看当年骗局中两位主角(药物和人物)的现况如何。那药物在黑市仍有叫卖,名字还叫“奇圣胶囊”,还标示着已被撤销的批准文号,价格96元,与原来也差不多。再说那个当年风华正茂又风光无限的董事长闫某,于2002年辞去职务后,挪用10亿多元,卷款而逃,去了澳大利亚、新西兰。但是,闫某已成为2005年和2014年中国国际追逃的目标,据说最近可能归案。